JN275138

人工臓器イラストレイティッド

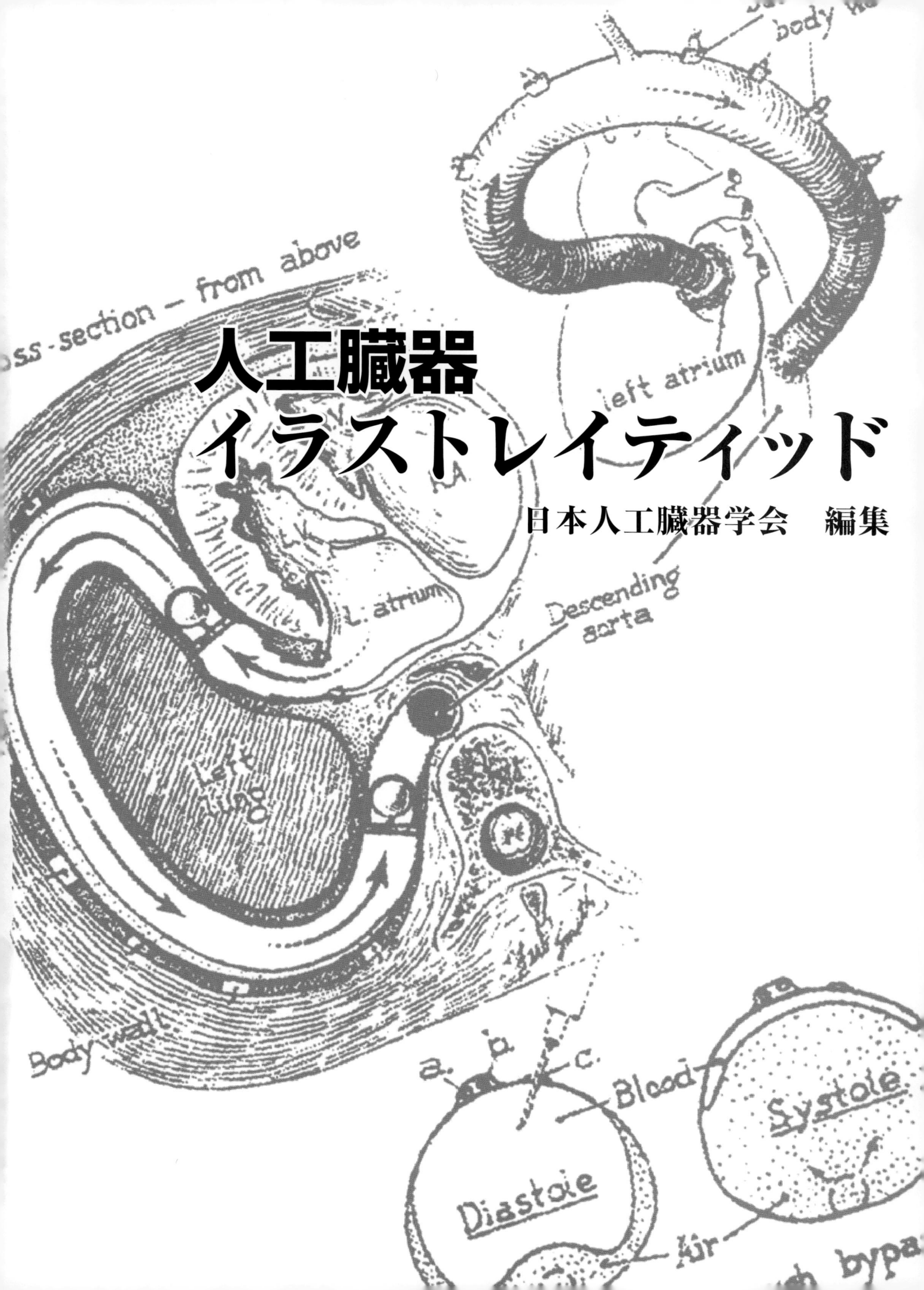

日本人工臓器学会　編集

はじめに〜人工臓器の進化とその限りなき可能性〜

疾病や災害によって人の体の重要な臓器が重い障害を受け、従来の治療法ではもはやその機能の回復が不可能になった場合に、人の生命は危機にさらされます。また、直接的な生命への危機はないとしても、視力や聴力を失ったり、関節が強く痛んだり動かなくなったりしても、人の生活の質は大幅に低下します。

人工臓器は、このように「病んだ臓器の代行」を目的として開発されたもので、さまざまな治療を通じて患者さんの命や生活を守っています。近代医学は人工臓器の存在なしにはもはや成り立たない状況であると言っても過言ではないでしょう。

人工臓器は少なくとも3〜4千年の歴史をもっていると言われています。エジプトのギザの墓場からは、紀元前2500年頃の義歯らしきものが発掘されています。同じくエジプトのネクロポリスで発見された紀元前1000年頃の女性のミイラは、生前に切断された足に木製のかかとをつけていたことがわかっています。また、カザフ共和国で発掘された古墳からは、左足を手術で切断されそのあとにヒツジの骨を用いた義足をはめて生活していた、紀元前300年頃の女性の骨が発見されています。

このような古い歴史をもつ人工臓器ですが、実際に普及しだしたのは、科学技術が著しい進歩を遂げたここ50年くらいのことです。この間、人工臓器は、従来の医学では治療不可能であった患者さんを救命・社会復帰させるという、目覚ましい成果を生み出しました。尿の出なくなった患者さんが人工透析（血液透析ともいう）により普通に社会生活を営み、心臓の力をほとんど失った患者さんが人工心臓で何年も生存することができるなど、人工臓器がなかった時代には考えられなかったことが、今日では現実のものとなったのです。

それでは、現在人工臓器は一体どれくらいの患者さんに使われているのでしょうか？人工臓器と言っても様々なものがあるので一口で言うのは難しいのですが、日本だけに限ってみても、たとえば白内障に用いる眼内レンズであれば50万人の患者さんに使われています。また、ペースメーカーを植込んで生活している患者さんは40万人、人工腎臓による透析を受けている患者さんは25万人、人工肺を用いた心臓手術を受ける患者さんは、毎年4万人もいます。

これら以外にも、人工血管や人工関節、人工弁など、その他様々な人工臓器を使った治療を受けている患者さんは数十万人いると考えられ、日本人の約50人に1人は人工臓器の恩恵を被っていることになります。読者の皆さんが想像される以上に、人工臓器は身近なものであるのです。

私たち日本人工臓器学会は、このような人工臓器の専門学会として1962年に設立されました。設立以来今日までの45年間は、まさに近代の人工臓器の発展とともに歩んできた歴史であります。

人びとの命と生活を守る人工臓器を創（つく）るために医師や工学者などが学際的（がくさいてき）に集まり、研究開発を進め、実際の患者さんに臨床応用（りんしょうおうよう）し、また安全性や有効性を評価し、そのためのガイドラインを作るなど、これまで様々な専門的活動を行ってきました。そして、専門学会として行うべきこのような活動の一環として、多くの人たちに人工臓器のことについて解（わか）りやすく伝えるために、専門書ではない読みやすい一般書の作成にも取りかかりました。

　多種多様な人工臓器について、それぞれの専門家が力を合わせながら、人工臓器のもつ独創的な世界、"限りなき可能性"が十分に伝わるような内容を目指しました。そのようにしてできあがったのが本書です。

　本書は、2003年に刊行して好評を博した前著、『人工臓器は、いま』の姉妹編というべき一冊です。『人工臓器は、いま』では、豊富な写真を用いながら、各人工臓器の歴史的な歩み、研究・開発の過程やこれからの課題についてわかりやすく解説しています。一方、本書では、写真や解説だけでは表現できない人工臓器の複雑な働きやしくみを、一枚のカラーイラストとして呈示しています。

　専門的視点を十分に取り入れて描かれたイラストは、身近なところで人の命や生活を支えている人工臓器について、それらの形や構造は一体どのようなものなのか、どのように機能を発揮するのかなど、その姿を生き生きと伝えてくれると思います。

　読者の皆さまが、本書を読むことで人工臓器に対する興味を一層深めていただければ、これに代わる喜びはありません。

2007年9月

日本人工臓器学会理事長　福井康裕

目次

人工臓器イラストレイティッド

CONTENT
ARTIFICIAL ORGANS, ILLUSTRATED

日本人工臓器学会 編集

はじめに……003

解説◉循環系人工臓器の役割 ── 休むことなく血液をめぐらせるために ── 008

01 人工弁──スムーズな血液の流れをつくるために ── 010
　天文学的な回数の開閉に耐えるための条件……012
　　生体弁と機械弁それぞれの課題／服薬による合併症への対処／理想的な人工弁ができる日

02 ペースメーカー──コンピュータで制御する心臓の動き ── 014
　自然な心拍を作り出すための精密電子機器……016
　　心臓の収縮のメカニズム／電極のもうひとつの役割──電気的センサー／より生理的な機能を持ったものへ

03 人工心臓──高度なメカトロニクス技術の結晶 ── 018
　今また問われる、ブリッジ使用か、永久使用か……020
　　完全埋込式と全人工心臓／ポンプの小型化と補助人工心臓／心機能回復へのブリッジ使用が可能に

04 人工肺──そのガス交換機能の秘密 ── 022
　高いガス交換効率を実現した中空糸膜の開発……024
　　生体の構造にならった「膜型」人工肺／中空糸タイプのガス交換膜／中空糸を束ねる技術

05 人工血管──見た目はシンプルなチューブ ── 026
　内皮細胞を活用し理想の人工血管をつくる……028
　　内皮細胞の働きの重要性／小口径人工血管への活用／理想的な人工血管を求めて

06 ステント──新しい技術で血管の劣化に対応 ── 030
　血管病の治療を変えるか⁉ ドラッグステントの登場……032
　　低浸襲な治療で血管の再狭窄を防ぐ／がんによる器官狭窄への適用／高まるステントの利用効果

解説◉代謝系人工臓器の役割 ── 生体内の環境を整えるために ── 034

07 人工腎臓──装着型も夢ではない、バイオ人工腎臓 ── 036
　24時間尿がつくれる次世代人工腎臓……038
　　バイオ人工腎臓の「ろ過－再吸収－分泌」のしくみ／単層でなければならない尿細管上皮細胞層／
　　複雑な輸送タンパクの働き

08 人工肝臓──"ミクロ肝臓"と呼ばれる肝細胞の集合体 ── 040
　求められる救命率の向上と機能維持期間の延長……042
　　肝臓の再生を促進する物質とは／バイオ人工肝臓の登場／肝細胞の培養とミクロ肝臓

09 人工膵島──皮下に埋め込んだ高感度センサー ── 044
　センサーの小型化はどのように進められたのか……046
　　インスリン注射療法の限界／センサーの感度の維持／微小針型センサーと携帯型人工膵島

解説◎感覚系人工臓器の役割 —— 感覚情報の伝達と、脳の働き ———— 048

10 眼人内レンズ —— ソフトレンズ、そして調節性レンズへ ———— 050
眼内レンズの生みの親、リドレイ博士の偉業……052
リドレイレンズの時代に戻ったレンズの固定法／ソフトレンズ化と眼内レンズ新時代

11 人工視覚・網膜 —— 人工の目でなにが見えるか ———— 054
新聞が読めるようになる日が来る!?……056
バイオチップにみる人工網膜の進歩／人工の目の課題

12 人工内耳・中耳 —— パルスが生み出す"音の不思議" ———— 058
タブーへの挑戦が拓いた音声認識の世界……060
人工内耳の進歩／人工中耳は高性能な補聴器

13 人工神経 —— ワーラー変性と神経再生のメカニズム ———— 062
神経再生の限界に挑むハイブリッド型人工神経……064
神経移植の限界／ワーラー変性のしくみ／神経再生プロセスの完了／ハイブリッド型人工神経の開発

解説◎構造系人工臓器の役割 —— 体の形や骨組みを支えるために ———— 066

14 人工皮膚 —— 皮膚再生と創傷治癒のあいだで ———— 068
他人由来の細胞を用いた皮膚再生の医療技術……070
同種培養真皮の創傷治癒／ポリペプチドとヒアルロン酸の働きに注目

15 人工歯根 —— 快適で強固な嚙み合わせを実現 ———— 072
第二の永久歯といわれるまでになった人工歯根……074
チタン製人工歯根の登場／チタンの生体適合性／歯根膜と"ゆるみ"の現象

16 人工関節 —— 究極の関節のデザインとは ———— 076
機能デザインが生体の形に近づく理由……078
曲がるしくみ／耐久性の改善／軟骨組織の再生と人工関節

17 人工骨 —— 骨と結合する生体活性材料とは ———— 080
鍵をにぎった骨類似アパタイト層の形成……082
生体にとっては異物である人工材料／骨類似アパタイト層の不思議／骨との結合

編集委員および執筆者ほか……084
引用・参考文献リスト……086
あとがき……087

循環系人工臓器の役割　text by 巽 英介

休むことなく血液をめぐらせるために

循環系は、血液を休むことなく体中にめぐらせるための体内システムです。血液を送り出すポンプの役目をするのが心臓で、血液の通路が血管です。血液が循環することによって栄養分や老廃物、ホルモンなどが運ばれますが、最も大切な機能としてガスの移動・交換という働きがあります。
血液は肺で二酸化炭素を放って酸素を受け取り、静脈血から動脈血に変わります。この動脈血が心臓によって全身に送り出され、末梢の臓器や組織で酸素を渡して二酸化炭素を受け取り、再び静脈血となって心臓に戻ってきて肺に送られます。

循環系人工臓器

- 人工弁 スムーズな血液の流れをつくるために ……010
- ペースメーカー コンピュータで制御する心臓の動き ……014
- 人工心臓 高度なメカトロニクス技術の結晶 ……018
- 人工肺 そのガス交換機能の秘密 ……022
- 人工血管 見た目はシンプルなチューブ ……026
- ステント 新しい技術で血管の劣化に対応 ……030

●休むことが許されないシステム

体内でこのような役割を担っている循環系は、少しの間も休むことが許されない重要なシステムです。そして、この循環系システムの治療においてはさまざまな人工臓器が用いられています。

心臓は1日10万回、一生の間には30億回、休むことなく拍動し続けるわけですが、その脈拍が病気で遅くなったりしたら、電気的に脈拍を作りだす「ペースメーカー」という人工臓器が植込まれます。また、ヒトの心臓には4つの逆流防止弁がありますが、悪くなった弁は「人工弁」と取り替えられます。血管が細くなったり詰まったりした場合には、「人工血管」で置き換えたりバイパスしたりします。さらに、心臓のポンプ機能が大きく低下した場合には「人工心臓」が用いられます。それから、心臓の手術の際には一時的に生体の血液の流れから心臓と肺をバイパスさせる必要がありますが、そのために用いられる装置が「人工心肺装置」です。「人工肺」は「人工心肺装置」を構成する主要な装置ですが、これは呼吸不全になった患者の呼吸補助のためにも用いられます。

このように、循環系人工臓器と言ってもその肩代わりの対象となる臓器や器官は多岐にわたっており、それらの機能や形態も実にさまざまです。たとえば使用方法や使用期間については、「人工心肺装置」のように通常は体外に置かれて数時間以内の短い期間だけ使用されるものから、「人工血管」や「人工弁」などのように体内に植込まれて何十年という長い期間使われるものまで、広い範囲にわたっています。「人工心臓」も今日では年単位で使用されるようになり、病院の外で暮らしている人もいます。

循環系人工臓器

◎**人工心臓**——1958年1月、米国クリーブランドクリニックに留学した阿久津哲造博士によって、イヌに人工心臓を埋め込む世界初の実験が行われた。人工心肺装置につないだイヌの自然心臓を取り出して、塩化ビニル製の空気圧ダイアフラム型拍動流人工心臓が埋め込まれた。人工心肺装置を離脱したイヌは、この人工心臓によって1時間半生存した。

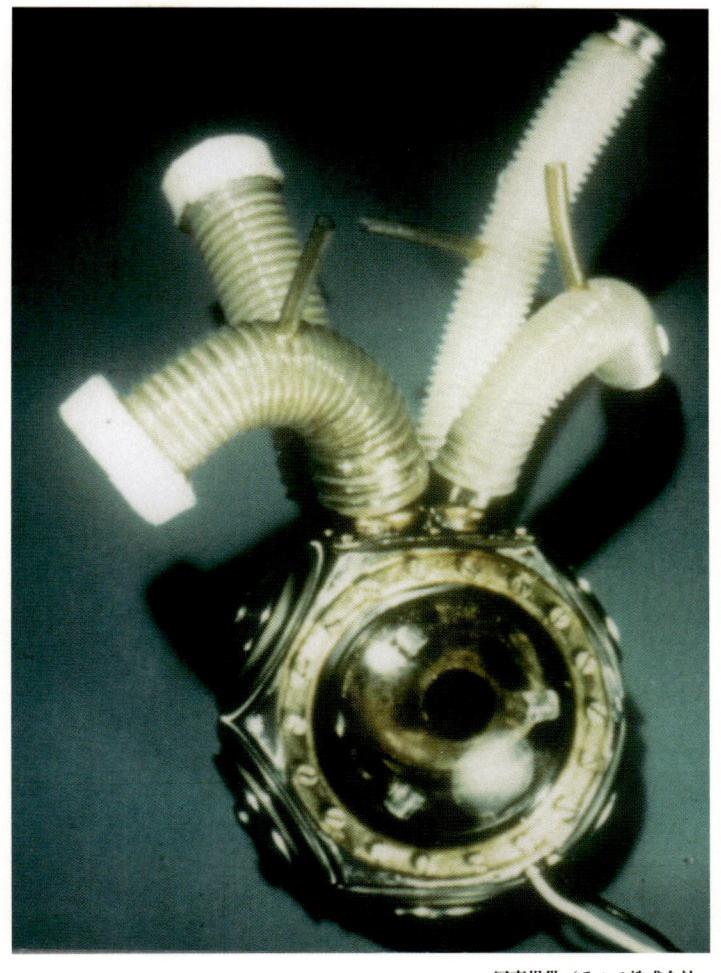

写真提供／テルモ株式会社

● **身近なところで人の命を支えるということ**

では、読者の皆さんの周りにはこのような循環系人工臓器を使っている人がどれくらいいるでしょうか？ 自分の周りにはほとんどいないだろうと思っていませんか？ 代表的な循環系人工臓器であるペースメーカーを例にとってみますと、日本全体では40万人以上の人たちがペースメーカーを植込んだ状態で生活しています。日本の人口は1億2700万人ですから、たとえば2000人の乗客を乗せた満員の通勤電車の中には、ペースメーカーを植込んだ人が単純計算で6人以上乗っていることになります。

ペースメーカーの8cm以内で携帯電話の送信があった場合にはペースメーカーの誤作動が起こり得ますから、その満員電車に乗った読者の皆さんが、通話でなければいいだろうとメールを送信した場合に、携帯電話に接して向きあっていた人の胸に植込まれたペースメーカーを誤作動させてしまう可能性も十分に考えられるのです。

このように身近なところで人の命を支えている循環系人工臓器について、ここでは、それらの形や構造は一体どのようなものなのか、それらはそのような形と構造でどのように機能を発揮するのか、そして実際にどのような形で用いられているのかについて、イラストや写真を用いて説明していきます。

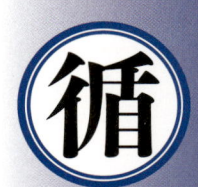

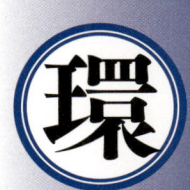

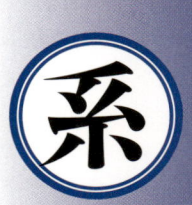

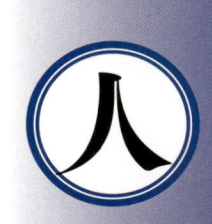

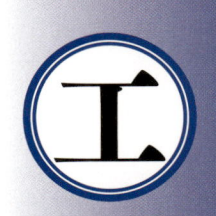

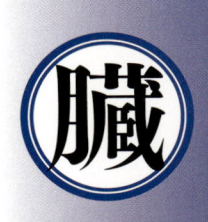

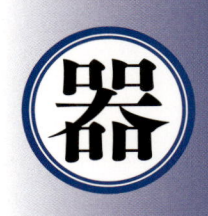

01 人工弁

スムーズな血液の流れをつくるために

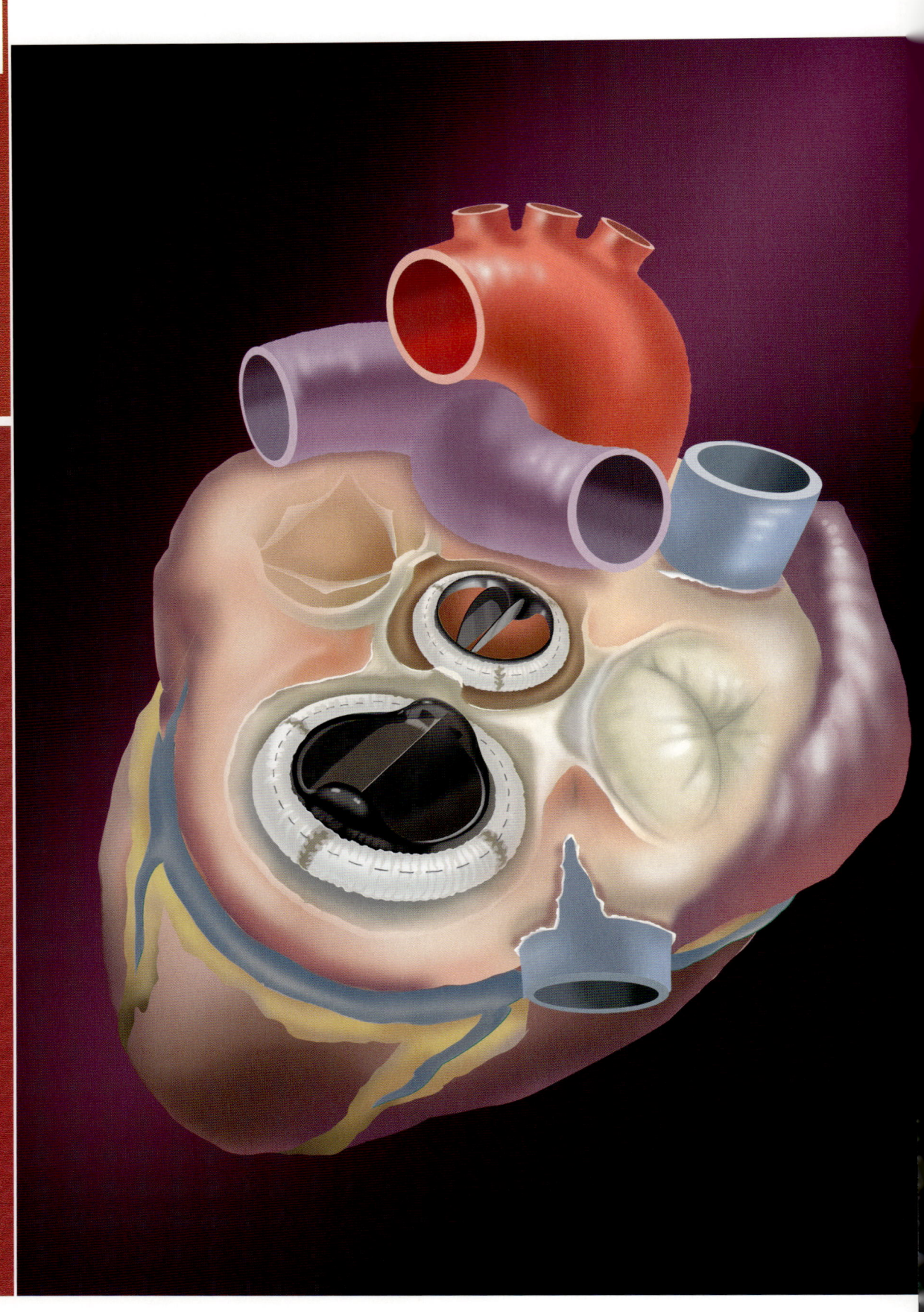

イラスト解説

心臓には4つの部屋がある。"心房"と"心室"がそれぞれ右と左にある（右心房、左心房、右心室、左心室の4つになる）。"心房"は、血液を貯める部屋、"心室"は血液を送り出す部屋である。"心室"は血液を送り出すために高い圧力をつくる部屋なので、血液が逆流しないようなドア（心臓では"弁"と呼ばれる）が入口と出口についている。このドアはひとつの方向に進むことはできるが、反対方向に通ることはできない（これを"一方向弁"という）。右心室には"三尖弁"と"肺動脈弁"、左心室には"僧帽弁"と"大動脈弁"があり、心臓には合計4つの弁がある。こうして血液は、右心房→右心室→肺動脈→肺→肺静脈→左心房→左心室→大動脈と逆流することなく、ひとつの方向に流れて循環していく（図❹参照）。

イラストは、背中の上側から心臓を見ている。心房を透かして4つの弁が見える。左心房の僧帽弁（画面左下）と左心室の大動脈弁（画面中央）が、本来の弁から人工材料でできた人工弁（機械弁）に置き換えられている。円盤を2つに割った半月型のドアが開閉するタイプの人工弁（二葉弁）である。イラストでは僧帽弁は閉じて、大動脈弁は開いている状態で、左心室から大動脈に血液が送り出されている。右心室を見ると、いずれも心臓の元々の弁で、三尖弁（イラスト右側）は閉じて、肺動脈弁（イラスト左上）は開いていて右心室から肺動脈に血液が送り出されている。

心室に付いている一方の弁が"閉じ"もう一方の弁が"開く"というのは、血液の逆流を防いで血液を絶えず一定の方向へ送り出すための生体のしくみである。つまり、心房内に貯まった血液を心室に送る際には、動脈弁（肺動脈弁と大動脈弁）が閉じたまま房室弁（三尖弁と僧帽弁）が開いて心室内に血液を流し込み、心室内に貯まった血液を心臓の外へ送り出す際には、房室弁（三尖弁と僧帽弁）は閉じた状態で動脈弁（肺動脈弁と大動脈弁）を開いて心室からは血液が勢いよく送り出される。

心臓の弁がしっかり開かなくなって血液が流れにくくなったり、閉じなくなって血液が逆流するようなった病気が"心臓弁膜症"であり、弁が大きく壊れて修理不能になると人工弁と取り替える必要が出てくる。

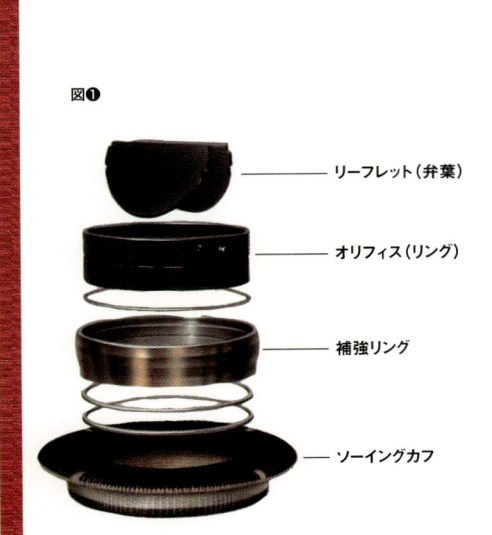

[図1] 機械弁の構造
機械弁は一方向に開く円盤を2つに割った半月型のドアと言える。分解して部品を見ると、ご覧のように開閉するドアの役目のパイロライトカーボン炭素材料製のリーフレット（弁葉〔べんよう〕）、オリフィス（リング；弁葉を支えるハウジング）、布製のソーイングカフ（人工弁を心臓に糸で縫いつけ固定する部分）だけであり、とても単純な構造をしている

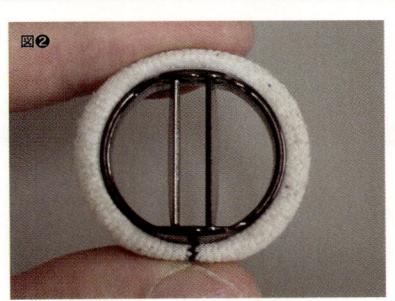

- リーフレット（弁葉）
- オリフィス（リング）
- 補強リング
- ソーイングカフ

[図2] 二葉弁
開閉するドアの円盤を2つに割り、それぞれが蝶番〔ちょうつがい〕で開閉する弁で、現在、最も一般的に使われている機械弁である。弁の開閉がスムーズで、血液の流れが弁の中心近くを通るように工夫されている。二葉弁として1977年に最初に実用化されたSt. Jude Medical弁は、現在まで160万個以上が世界で使用された。日本では1978年以来8万5000個が使用されており、毎年4500個前後が患者に植込まれていることになる

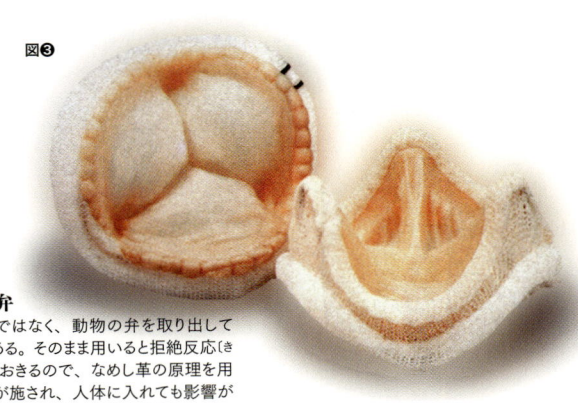

[図3] 生体弁
機械で作る弁ではなく、動物の弁を取り出して加工した弁である。そのまま用いると拒絶反応〔きょぜつはんのう〕がおきるので、なめし革の原理を用いて薬品処理が施され、人体に入れても影響がないようにしてある。最初はヒトの屍体〔したい〕から採取した弁（大動脈弁）が移植されていたが、ヒトの組織を用いるため、大量にいろいろな大きさ（患者により必要な弁の大きさが微妙に違う）の弁を揃えることが困難なことなどを理由に、現在はヒト以外の生物（ウシやブタ）から組織を取り出している。製品となった弁の細胞は生きていないので、非常に多い回数の開閉を繰り返すうちに徐々に壊れていくという欠点を持つ

天文学的な回数の開閉に耐えるための条件

心臓の弁の機能が不調となって血液が逆流したり、弁が十分に開かなくなって血液が流れにくくなるのが"心臓弁膜症"といわれる病気です。疲れやすくなったり、顔や足に浮腫（ふしゅ）が出てきたりします。薬を飲んでも症状がコントロールできないときには、弁を修理する手術が必要になります。弁が大きく壊れて修理不能の場合は、弁を切り取って人工弁と取り替える必要が出てきます。

人工弁は患者本来の弁に代わって、心臓の動きに合わせて開閉を繰り返して、患者の生涯にわたって休むことなく働き続けます。

ヒトの心拍数が毎分70回だとすると、1時間に4200回、1日に10万800回、1カ月に302万4000回、1年には3628万8000回も開閉を繰り返すことになり、10年ではなんと3億回以上にもなります。患者の術後の寿命は10年以上であることも多いことを考えると、植込まれた人工弁が開閉する回数は天文学的といわざるをえません。人工弁に求められたのは、この（開閉の動きに耐えるだけの）耐久性でした。今では、人工弁を植込んでから30年以上も普通の生活を送っている患者も珍しくなくなっています。

生体弁と機械弁それぞれの課題

人工弁には、人工材料でできた"機械弁"と、ウシやブタの生体組織でつくった"生体弁"があります（図❸）。

一般に生体弁は、機械弁に比べて患者自身の弁の形に近く、血液の流れがスムーズで逆流もほとんどないので、機械弁よりすぐれているといわれています。しかし、ヒト以外の動物の組織を用いる場合、そのままヒトの体内に植込むと異物と認識され拒絶反応（きょぜつはんのう）が起こってしまいますし、何十年も大丈夫であることが保証できないという大きな欠点がありました。

一方で、機械弁の最大の懸案となったのは、いかにスムーズな血液の流れを得るかという点でした。そのために、これまでにいろんなことが試されてきました。

最初に考えられたのは"ボール弁"という人工弁です（図❻）。金属製のカゴの中にあるボールが上下することによって開閉機能を果たします。単純な構造のため1960年に実用化されています。次に現れたのがドアのように開閉する弁（傾斜円盤弁）でした。金属でできた円盤が蝶番（ちょうつがい）でドアのように開閉します（図❼）。1970年ごろに実用化されました。

しかしながら、いずれの弁も血

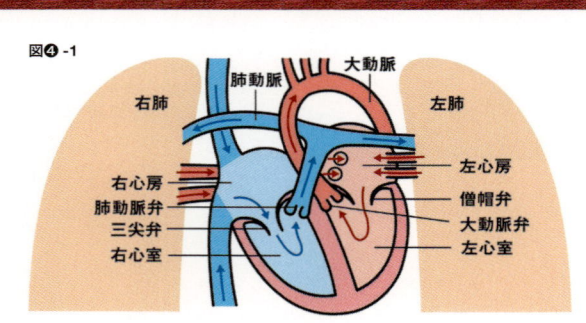

図4 肺への循環（肺循環）と体への循環（体循環）

肺は大気中から酸素を取り込む装置であり、心臓は血液を循環させるポンプの役割を果たしている。全身から戻る酸素の少ない暗赤色（あんせきしょく）の血液を心臓の右側にある右心房と右心室が肺へ送り出し（肺循環）、肺で酸素化された鮮赤色（せんせきしょく）の血液を心臓の左側にある左心房と左心室が全身に送り出す（体循環）。血液は肺で酸素を受け取り、酸素を使う体のすみずみまでめぐっているが、血液が逆流することのないように、ポンプである心臓は定まった方向に血液を送り出している。心臓の血液を送り出す（拍出（はくしゅつ）する）力を一定の方向の流れにするために、心臓には大動脈弁・僧帽弁・肺動脈弁・三尖弁と呼ばれる合計4個の一方向弁がある。こうして血液は心臓を介（かい）して一定の方向に流れ、逆流することはないのである

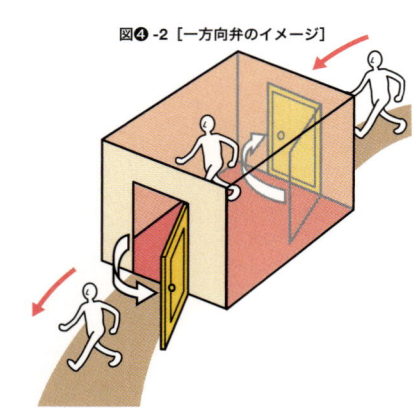

液の流れが偏り、スムーズな血液の流れは得られませんでした。そこで、開閉する円盤を2つに割り、それぞれが蝶番で開閉する弁が考案されました。"二葉弁"です。1970年代後半に実用化され、現在まで人工弁として広く用いられているのが、この二葉弁なのです。血流の流れを中心に持ってくることで、より生体に近い血液の流れを二葉弁は実現しています。

服薬による合併症への対処

こうした人工材料で作られた人工弁は大変丈夫で、機械的テストでは100年以上も大丈夫といわれるほどの耐久性があります。これなら患者の体内に植込んでも問題はなさそうです。でも、機械弁を人間の心臓内に植込んだ場合には別の問題がありました。

血液は血管内にあるときは固まりませんが、血管外に出て外界のものに触れると固まります。心臓内に機械弁を植込むと、血液は人工弁を異物として認識して弁の表面で固まってしまうのです。人工弁に血液の固まり（血栓）ができると重大な支障をきたします。

ひとつは、血液の固まりが蝶番に付着することで弁の開閉が十分できなくなります。人工弁が開かずに血液の流れを悪くしたり、弁が完全に閉じずに逆流してしまうことになります。さらには、人工弁に付着した血液の固まりが剥がれて血液中に流されると、どこかの臓器の血管に引っかかってそこの血管を詰まらせます。"血栓塞栓症"と呼ばれる病気ですが、脳血管に引っかかれば脳梗塞になります。人工弁を植込んだ患者にとっては重大な合併症です。

このため患者は抗凝血剤（ワルファリン）という薬を内服しています。薬で血液を固まりにくい状態にして、凝血塊ができないようコントロールするというわけですが、この薬は人工弁（機械弁）が体内にあるかぎり、生涯にわたって飲み続けなければなりません。また、抗凝血剤の影響でいったん出血すると血がなかなか止まらず、歯を抜くなどの出血を伴う手術では注意を要します。

理想的な人工弁ができる日

長期間にわたる耐久性やその機能において、現在最も優れていると見なされているのが二葉弁です。しかし、機械弁である二葉弁は生涯にわたって抗凝血剤の内服が必要であり、出血や血栓塞栓症もゼロとは言えません。一方、生体弁は抗凝血剤の服用が不要なものの、耐久性に問題を残します。つまり、現在ある人工弁はどれも完全とはいえません。このため現在も理想の人工弁を作るための努力が続けられています。

理想的な人工弁とは、1）開閉についての機能が優れている（大きく開き、逆流がない）、2）抗凝血剤の内服が不要である、3）耐久性がよい（生涯にわたり使える）、が目標となります。新しい人工弁材料の開発や組織工学を利用して生きているヒトの細胞を組み込む工夫などが実現すれば、理想的な人工弁ができる日も夢ではないでしょう。

渡辺　弘

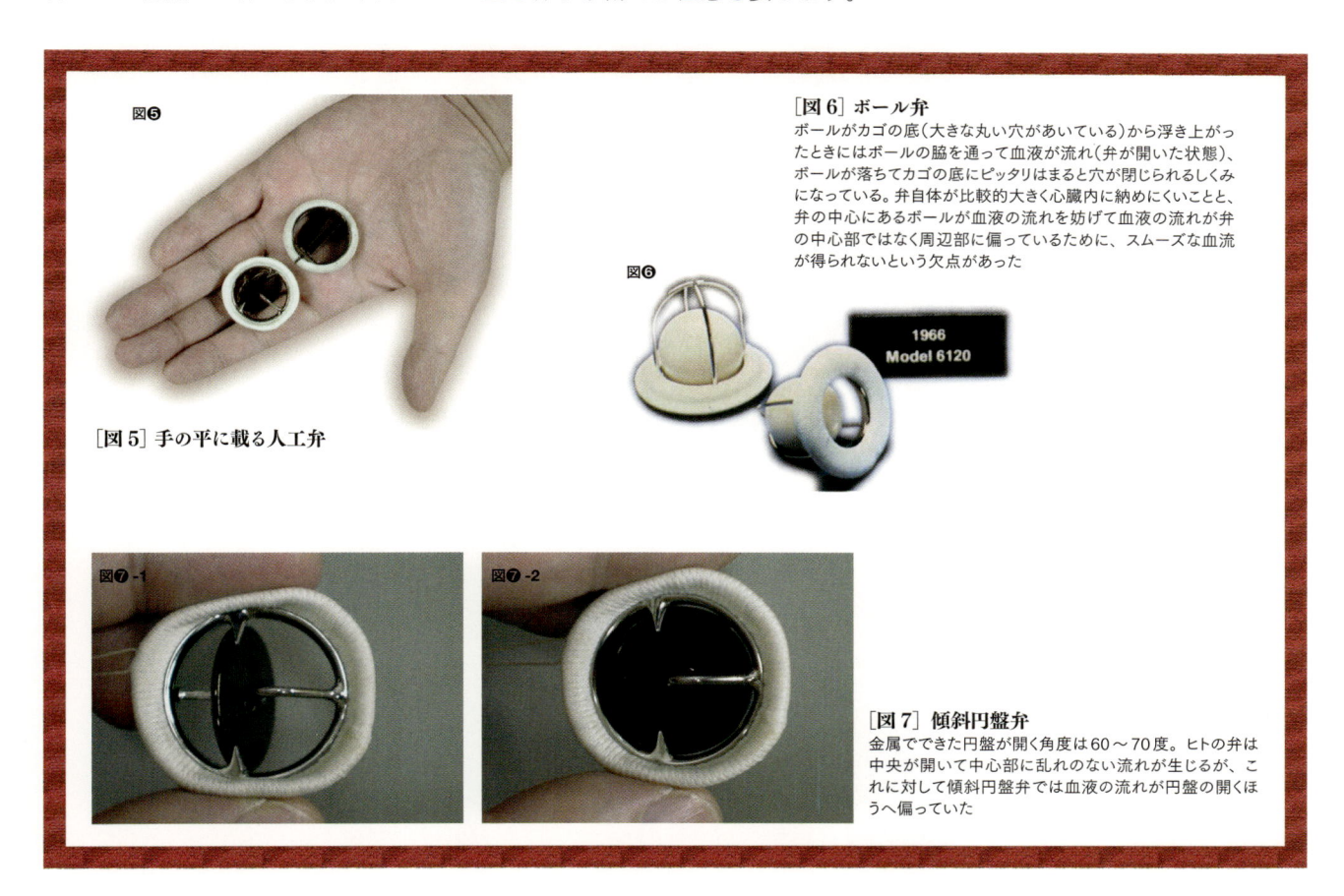

[図5] 手の平に載る人工弁

[図6] ボール弁
ボールがカゴの底（大きな丸い穴があいている）から浮き上がったときにはボールの脇を通って血液が流れ（弁が開いた状態）、ボールが落ちてカゴの底にピッタリはまると穴が閉じられるしくみになっている。弁自体が比較的大きく心臓内に納めにくいことと、弁の中心にあるボールが血液の流れを妨げて血液の流れが弁の中心部ではなく周辺部に偏っているために、スムーズな血流が得られないという欠点があった

1966 Model 6120

[図7] 傾斜円盤弁
金属でできた円盤が開く角度は60～70度。ヒトの弁は中央が開いて中心部に乱れのない流れが生じるが、これに対して傾斜円盤弁では血液の流れが円盤の開くほうへ偏っていた

02 ペースメーカー

コンピュータで制御する心臓の動き

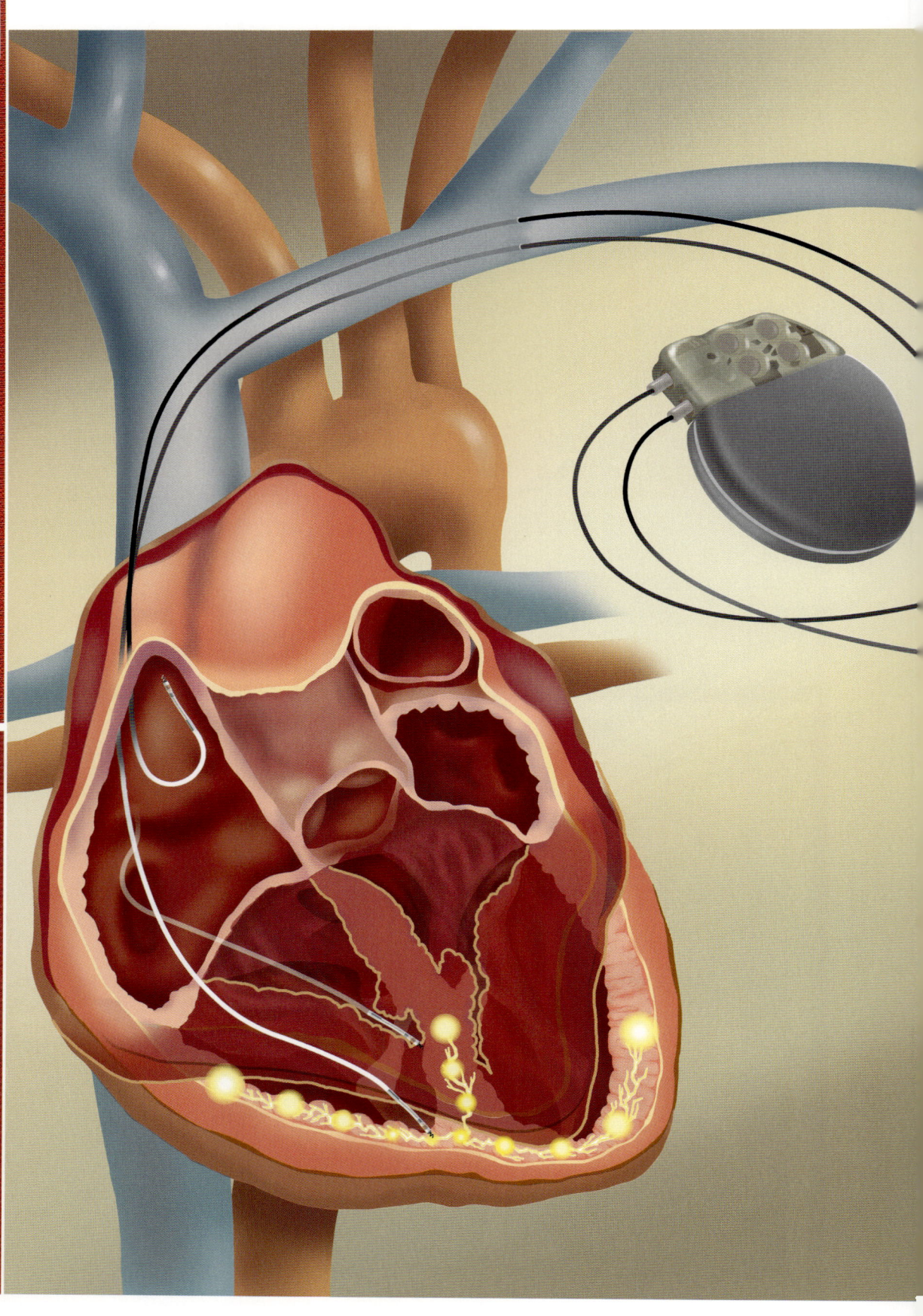

イラスト解説

　成人の心臓は、1分間に約70回収縮して血液を押し出し、全身に循環させる。1時間に4200回、1日に10万800回、1ヵ月に302万4000回、1年には3628万8000回も心臓は拍動し、70歳まで生きたとすると、一生で25億回も心臓は脈を打つことになる。

　心臓には、脈拍の歩調とりをする"洞結節"という電気的刺激を作る部位と、出た電気的刺激を心臓全体に伝える"刺激伝導系"というしくみがあり、規則正しい脈が保たれている。この洞結節から発せられる電気的刺激が、心臓の筋肉（心筋）の細胞を電気的に興奮させ、筋肉を縮めることで機械的な収縮が起こる。電気的な興奮が消えると縮んでいた筋肉が元に戻って、心臓が拡張する。こうして心臓が1回ドクンと脈を打つ……というわけである。

　洞結節は脳からの指令を受けて、心臓の動きを時に早く、あるいは緩やかにして調整しながら規則正しい脈をつくっている。しかし何らかの原因によって、心臓の動き（拍動）にひとたび異常が発生すると、体に大きな影響を与えることになる。

　心臓の拍動の異常は、速くなる（頻脈）、遅くなる（徐脈）、リズムが狂うといった主に3タイプに分けられるが、とくに徐脈になると、全身に酸素や栄養を含んだ血液が行き渡らなくなり苦しくなってしまう。最悪の場合は死に至ることさえある。

　そんな事態を防ぐ目的で開発されたのが、ペースメーカーといわれる機器である。ペースメーカーは、洞結節に代わって心臓に一定の電気刺激（毎分60回程度）を与えることで、心臓の拍動数を日常生活に適した状態に改善する。コンピュータ（ICチップ）を内蔵して電気刺激を発生させる本体部分と、電気刺激を心臓に伝える電極カテーテルで構成されていて、このシステムを体内に植込んで使用する。

　左のイラストは、心臓の外に置かれたペースメーカー本体から発せられた刺激が、電極カテーテルによって伝えられ、心臓内に差し込んだ電極で心筋を刺激、電気的興奮が周囲の心筋に広がって、心臓が収縮している様子（イラストの内側の色の濃い部分）を描いている。

渡辺　弘

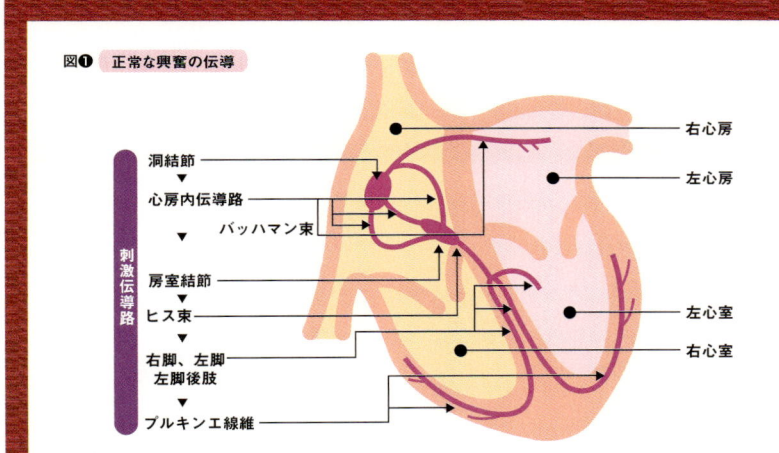

[図1] 心臓の巧妙な収縮のメカニズム
洞結節から発生した電気的刺激は前、中、後3本の心房内伝導路を伝って右心房（うしんぼう）に、バッハマン束（そく）を伝って左心房（さしんぼう）に広がる。電気的刺激を受けて心房は収縮し、心室へ血液を送り出す。一方、心室への刺激は、房室結節（ぼうしつけっせつ）で伝導速度が落ちた後に、ヒス束、プルキンエ線維（せんい）へと伝わって心室を収縮させるが、このため心房と心室の収縮のタイミングに微妙なズレが生じる。この時間的なズレが実は、心房から押し出された血液を、心室に受け入れるための待ち時間になっている

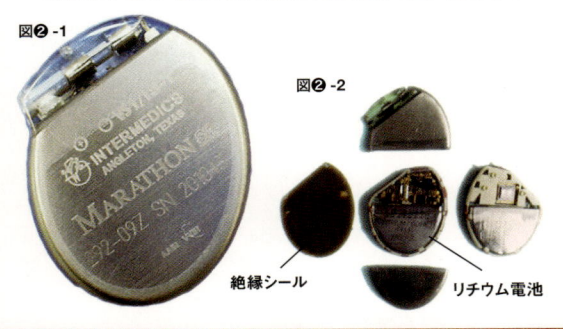

[図2] ペースメーカー本体とその分解写真
"パルス発生器"と呼ばれるペースメーカー本体（❷-1）は、重さ20～30g、大きさ5cm（縦）×3.5cm（横）×0.5cm（厚さ）程度（縦に500円硬貨を2枚並べたくらいの大きさ）。チタン製のケースの中に、その頭脳とも言えるICチップと、リチウム電池がおさまる。絶縁（ぜつえん）シールによって、内部に血液や体液が浸潤（しんじゅん）しない構造となっている（❷-2）。
電極カテーテルは、先端部に電極があり、その部分が心臓の筋肉に接して電気刺激を伝える

[図3] ペースメーカーの植込み
ペースメーカーを植込んだ患者の胸部X線写真である。図の右上の部分の鎖骨（さこつ）の下を通る静脈から2本のカテーテルが挿入されていて、1本は右心房、他の1本は右心室に電極部分の先端が固定されている。患者の病状によっては、どちらか1本の電極カテーテルの場合もある。ペースメーカー本体（パルス発生器）は鎖骨の下方の胸部の皮下（ひか）ないしは筋肉下に置かれる

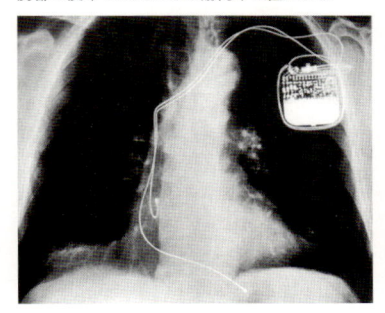

自然な心拍を作り出すための精密電子機器

　生命維持に必要な酸素や栄養を運んだり、体温の調整をする血液。その血液を身体のすみずみまで送るポンプの働きをしているのが心臓です。心臓は休むことなく、規則正しく拍動を繰り返して血液を送り続ける必要があります。心臓は筋肉が縮むことで血液を送り出しますが、規則正しく脈を打つためのメカニズムが"刺激伝導路"という心臓独自の刺激機能です。

心臓の収縮のメカニズム

　では、なぜ心臓にはこのような独自の刺激機能が備わっているのでしょうか。実は、心臓の筋肉を構成する細胞（心筋細胞）は、1個だけ取り出しても収縮します。すべての心筋細胞がそうですから、1つひとつの細胞がバラバラに収縮したら、とんでもないことになります。そこで、心房の右上、右心房にある洞結節が、細胞がまとまった動きをするように定期的に電気的刺激を与えて全体の収縮をコントロールしているのです。

　心臓の収縮メカニズムは本当に巧妙に作られています。実は、心房と心室とでは収縮するタイミングにズレがあります。心房に入った血液は、心房の収縮によって心室に押し出され、そこが血液で満たされると、今度は心室が収縮して肺や全身に血液を送るという二段構えになっているのです。これによって、小さな心臓がより効率的にポンプの役割を果たすことが可能になっています。

　この収縮のしくみを刺激伝導の観点から見ると、まず洞結節から発生した電気的刺激は、心房内伝導路を伝って右心房に、バッハマン束を伝って左心房に広がり、心房を収縮させます。心房に伝わった刺激は、房室結節に伝達されますが、そこで一時的にスピードが落ちます。これが心房から押し出された血液を、心室に入れきるための待ち時間になります。その後、刺激はヒス束、プルキンエ線維へと進んで心室に広がって、心室を収縮させるのです。

　ですから、洞結節が機能しなくなったり（洞機能不全症候群）、心筋症や心筋梗塞といった病気が原因で刺激伝導路が障害を受ける（房室ブロック）と、心臓はきちんとしたリズムで拍動できなくなります。この状態を不整脈と呼びます。

　そうした心臓の脈拍の異常の影響を最も受けるのが脳です。心臓の収縮回数が減少すると脳への血流が不十分になって、脳は酸素不足に陥ります。その結果、一時的に意識を失ったり、痙攣発作（アダムス・スト

[図4] 電極カテーテルの植込み法
電極カテーテルは、電気刺激を要する部位によって植込み法を変える必要がある。房室ブロックで心室を刺激する場合は、電極カテーテルの先端（電極部）を右心室の心尖部〔しんせんぶ〕と呼ばれる部分へ固定する（❹-1）。洞機能不全症候群で心房を刺激する場合は、電極カテーテルの先端を右心房に固定する（❹-2）。また、DDDシステムを搭載した最新の機種では、右心室と右心房の両方に電極を固定して、心房と心室の両方の刺激が可能である

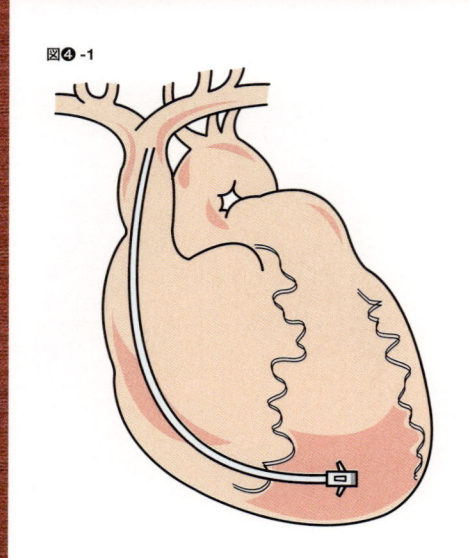

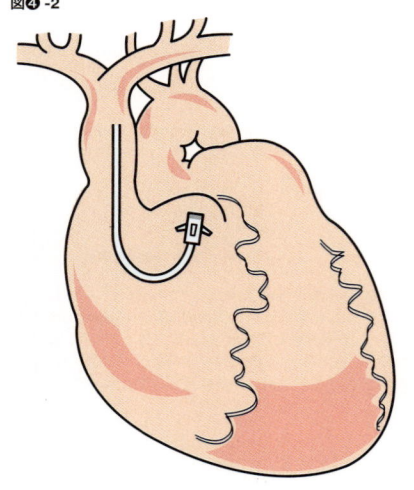

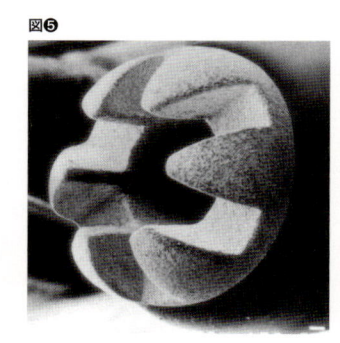

[図5] 電極カテーテルの先端部分の拡大図
この部分が心臓の筋肉内に差し込まれて、本体のパルス発生器で作り出した電気刺激を心筋に伝える。
また、この部分は心臓の電気的興奮を感知するセンサーの役割も果たす。電極カテーテルに心臓の電気的興奮が感知されなければ、心臓の電気的興奮が欠落していると本体のICチップが判断して、パルス発生器が電気刺激を作り出すことになる

ークス症候群）を起こします。洞機能不全症候群、後天性の房室ブロックなどのため3秒以上心臓が拍動しない場合や心拍数40拍/分以下の場合には、ペースメーカーを植込んで心拍数を増やす必要があります（図❹）。ペースメーカーによって患者は意識消失や痙攣発作などの症状から解放されます。日本でのペースメーカー使用は年間約4万2000台にまで達しています。

電極のもうひとつの役割 ──電気的センサー

電極カテーテルの役割は、ペースメーカー内の"パルス発生器"でつくられた電気刺激を伝えるだけではありません。

ペースメーカーの電気刺激とは別に心臓自体の電気的刺激が出ることがあります。心臓から出てくる電気的刺激もパルス発生器がつくる電気刺激も心臓を収縮させます。もし、心臓の電気的刺激があるのに、それと無関係にペースメーカーが電気刺激をすると両方の刺激が混ざって、てんでんバラバラな脈拍になってしまいます。だから、心臓自体の刺激を感知することが必要になります。

心筋に接している電極の先端（図❺）は、心臓の刺激をペースメーカー本体に伝えるセンサーとしての役割も果たします。ペースメーカーのICチップは心臓の電気的な状態を見ながら最善のタイミングで電気刺激を出しているのです。

より生理的な機能を持ったものへ

現在、様々な機能を持ったペースメーカーが登場しています。まず、各機種に共通する基本機能としてデマンド機能があります。心臓が設定された拍動回数以上打っている時は、ペースメーカーから刺激を出さないようにし、心拍数が設定値より少ない時だけ電気刺激を送るものです。

最近では、本来の心臓の動きにより近づけた、DDDシステムを搭載した新しいパルス発生器も開発されています。DDDシステムとは、洞結節からの刺激が増加したら、それをキャッチして、そのペースに合わせて心房と心室に刺激を伝えるというものです。

デマンド機能では、一定の値より心拍が少ない、あるいは多い場合だけ、ペースメーカーの動きがコントロールされていました。それに対してDDDシステムならば、洞結節の刺激に同調して動くため、運動したり興奮したりといった生理的な反応に合わせて心臓の拍動を細かく調整することができるわけです。そのため、血液の循環もより生理的なものにすることができます。刺激を出す洞結節の機能が残っている人に用いると有効ですが、洞結節の機能が低下して洞結節が出す刺激が少ない場合は、ペースメーカーから電気的刺激を出す機能も併せて持っています。

ペースメーカーを必要とするような心臓の病気は、高齢になると増加します。高齢化が急速に進む日本では、今後ますますペースメーカーのニーズが高まってくるでしょう。だからこそ今後、DDDシステムなどのように、本来の心臓機能により近い、日常生活にできるだけ制限を与えないペースメーカーの開発が求められているのです。

大滝正己

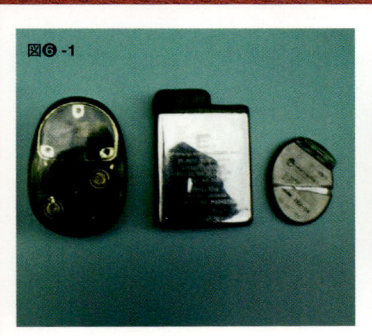

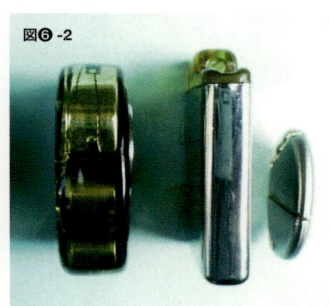

[図6] ペースメーカーの進歩 その1
左から30年前、20年前、そして現在のペースメーカーが並ぶ。30年前は体の外から心臓につないで使用するくらい大きかったものが、今では体内に植込むことも可能なほどコンパクトになったのは、電力についての技術の進歩といえよう。小型化の条件として求められたのは、装置のほとんどを占めていた電池の小型化と高エネルギー化であり、装置の省エネ設計であった。電池の小型化と高エネルギー化は、リチウム電池の発明によって実現され、現在使用しているリチウム・ヨウ素電池では5〜10年もの連続使用が可能となっている。一方、消費電力の節減は、心臓をより少ない刺激で拍動させられる電極カテーテルの開発と、半導体技術の進歩によって、ICチップ自体の消費電力を抑えることで達成している

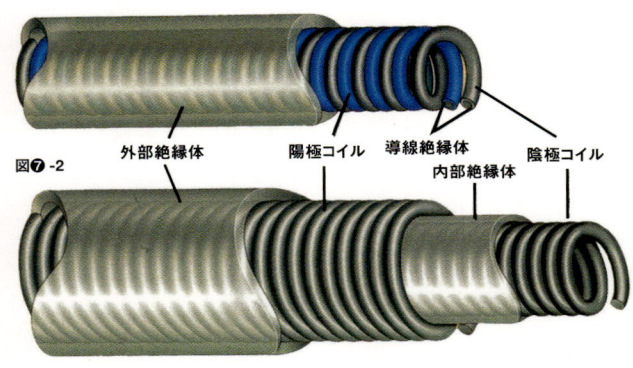

[図7] ペースメーカーの進歩 その2
パルス発生器は心臓の外に置かれているが、電極カテーテルは心臓の中の心筋に直接刺し込まれる。拍動ごとに心臓が伸び縮みし、血液が勢いよく流入、流出するなど、カテーテルは心臓内の激しい動きに直接さらされる。そのために、折れたり絡まったりしないような構造が必要とされる。そこで、長い間の曲げ伸ばしに耐えうるように、カテーテル（陰極（いんきょく））を螺旋（らせん）構造にして強度と柔軟性を持たせ、それを絶縁体でくるみ、その上に螺旋構造のカテーテル（陽極（ようきょく））を巻いてさらにまた絶縁体で覆う構造（❼-2）としていた。最近は、コイル自体に絶縁処理を施し、陰極と陽極を1本のコイルとして巻き、そのうえを絶縁体でくるむ（❼-1）。こうすることで電極カテーテルの軸を細くすることができ、それにより血管への挿入を楽にし、損傷に強いものとしている

03 人工心臓

高度なメカトロニクス技術の結晶

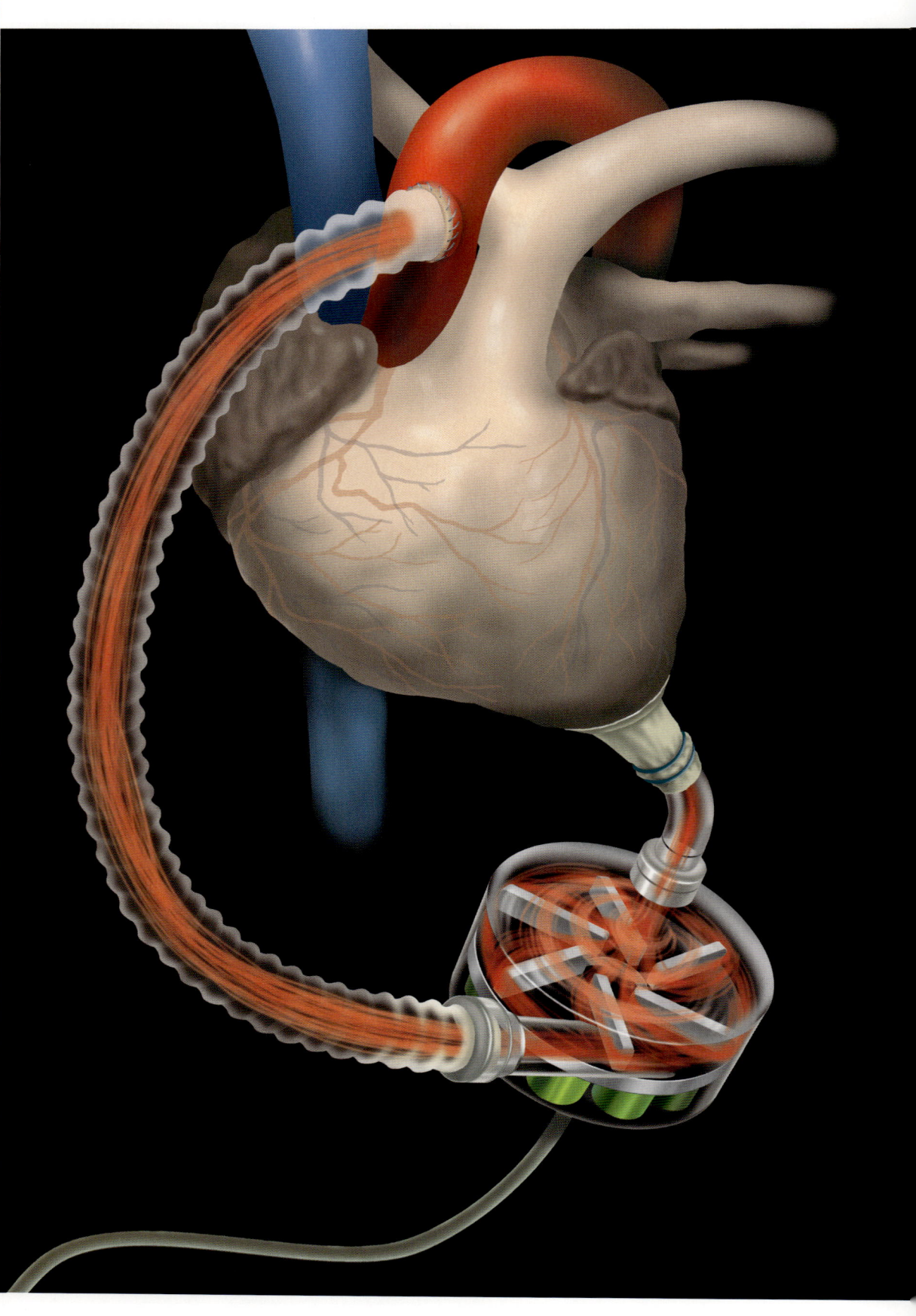

イラスト解説

1958年に米国で人工心臓の研究開発に世界で初めて着手した一人の日本人医師がいた。阿久津哲造博士である。彼の研究以来、人工心臓の研究開発において、日本は先導的な役割を演じ続けている。

人工心臓は、弱った心臓を摘出し完全に機械的な人工心臓と置き換える"全人工心臓"と、自己の心臓はそのままに残し一部の機能を補助する"補助人工心臓"に大別される。阿久津博士が研究を始めたころは全人工心臓の研究開発が主であったが、その後、補助人工心臓の研究開発も進められ、現在では年間500人以上の患者に埋め込まれるようになってきた。

人工心臓の血液ポンプには心臓と同じように血液をポンプ室にいったん吸い込んでから駆出する"拍動流型"と言われるタイプと「羽根車（インペラ）」を回して血液を送出する"連続流型"と呼ばれるタイプのものがある。当初、拍動流型の人工心臓が使われていたが、小型化が容易な連続流型の人工心臓も補助人工心臓によく用いられるようになってきた。イラストには最新のテクノロジーを用いた磁気浮上式補助人工心臓を示す。

補助人工心臓は弱った自己の心臓（心室）から血液を抜き取り、大動脈へと送り出すことにより、心臓の機能の補助を行っている。図の連続流型ポンプは"遠心ポンプ"と呼ばれる連続流型ポンプを応用している。遠心ポンプはインペラを回転、支持するための軸が必要で、軸と回転インペラ部の摺動摩擦による熱発生、それによる血液破壊、凝固、血液漏れ防止のためのシール部の低寿命など、多くの問題点を有していた。それを解決した技術が磁気浮上技術である。

この人工心臓ではインペラを磁気の力を使って浮かすことにより、軸を取り除き、遠心ポンプの弱点を克服している。インペラは血液中に浮かび、どこにも接触することなく回転しているため、機械の寿命を決める摺動部品がこの人工心臓には存在していない。よって、機械的寿命は半永久的と言って過言ではない。まさに、現代科学の結晶とも言える夢の人工心臓である。

現在、世界の各研究機関で磁気浮上式人工心臓の研究開発は進められており、ヨーロッパですでに日本製の磁気浮上式補助人工心臓の臨床試験、販売が行われ、高成績を収めている。近々、日本でも使用され始めるであろう。

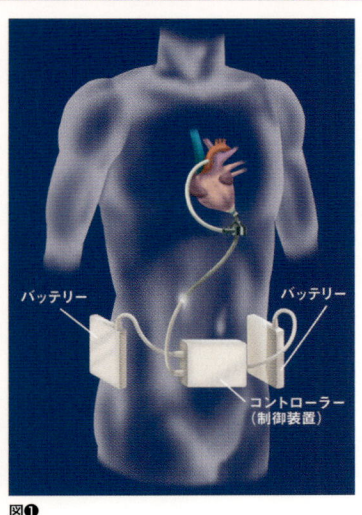

[図1] 人工心臓装着図
体内埋込式補助人工心臓では、心尖部（しんせんぶ）(心臓の先端)に接続された血液吸入ポートから血液が吸入され、大動脈に接続された血液駆出ポートから送出される。人工心臓へのエネルギーと指令信号は体外のコントローラー（制御装置）から供給される。エネルギー源として2個のバッテリーが用意されており、どちらか一方のバッテリーの電力が低くなっても片方でバックアップする形をとっている

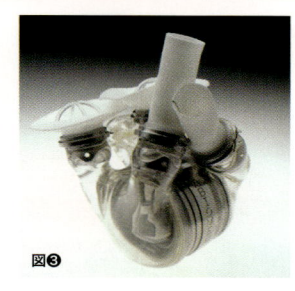

[図3] アビオコア（AbioCor）
世界で初めて患者に埋め込まれた電気油圧（ゆあつ）駆動式の全人工心臓である。その開発には約30年の歳月がかけられている。左右に設けられた左右心室用の2つの血液ポンプが、中央に設置された油圧ポンプで、交互に駆動される。14人の患者に埋め込まれ、12人の患者が1カ月以上生存した。最長の生存日数は512日である。現在、その経験をもとにより小型なものの開発が進められている

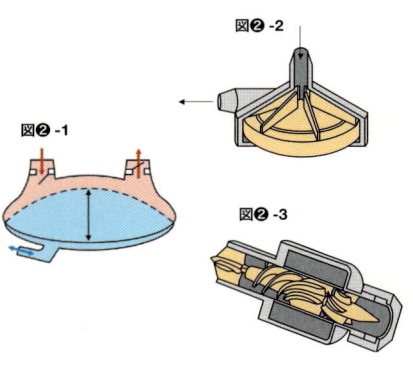

[図2] 拍動流型と連続流型ポンプ
自然心臓の心室には流入部と流出部にそれぞれ「弁」があり、心室の拡張時に、"流入弁"が開き血液を心室内に吸い込み、収縮時に"流出弁"が開き血液を送出するしくみになっている。人工心臓でもその機構を模擬した拍動流型ポンプ（❷-1）が使われている。しかし、人工弁のついていける開閉速度の限界から、ポンプの容積を小さくすることは簡単ではない。最近では、ポンプの大きさをより小型にするために、弁がなく、羽根車を回して血液を送出する遠心ポンプ（❷-2）や軸流ポンプ（❷-3）などの連続流型ポンプも使用されている。連続流型ポンプの人工心臓への応用に関しては脈がなくなることの体への影響の検討や、全人工心臓や両心補助に応用したときの流量制御の確立などの研究課題も残されている

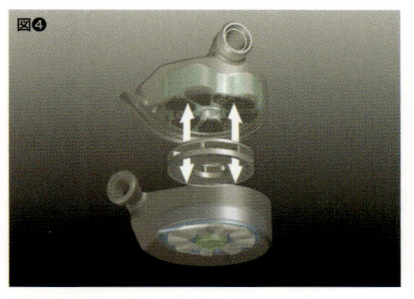

[図4] 磁気浮上のしくみ
磁気浮上式ポンプでは連続流型ポンプの羽根車を磁気の力で浮上、回転させる。磁気力のかける方向によって「径方向（けいほうこう）支持」、「軸方向（じくほうこう）支持」などに分類される。径方向支持とは、穴あきコインに2本の糸を付け、横に引っ張ったときにコインが浮いて見えるように、円形の物に対して中心から円周外縁（がいえん）方向（径方向）に力をかけて円形物体を浮かすことを言う。軸方向支持はコインの場合ならば表と裏から磁石で引っ張って浮かす方法で、円形の羽根車を上下（表裏）から電磁石の力で吸引し浮上させる方法である。図は軸方向支持型の磁気浮上式人工心臓(テルモ社 DuraHeart)の構造図

今また問われる、ブリッジ使用か、永久使用か

　心筋梗塞や拡張型心筋症などの心臓病により、そのポンプ機能が損なわれたときに人工的に代替するのが人工心臓です。人工心臓には2つのポンプを備えていて、左右心室両方のポンプ機能を代替する"全人工心臓（Total artificial heart; TAH）"と、1つのポンプでどちらかの心室の機能を代替する"補助人工心臓（Ventricular assist device; VAD）"の2種類が大きく分けてあります。

　単に人工心臓というと全人工心臓を思い浮かべる人が多いでしょうが、補助人工心臓も1970年代後半から心臓手術後の急性重症心不全に対して臨床使用され、世界で9000人以上の患者に使用されています。日本でも1980年の臨床開始以来、850例以上の補助人工心臓使用例があります。

完全埋込式と全人工心臓

　全人工心臓は1969年に空気圧駆動のダイアフラム式拍動流型血液ポンプで世界最初の心臓移植へのブリッジ使用例（心臓移植までの一時的使用）が行われ、1982年に空気圧駆動式拍動流型ポンプ、ジャービック・セブン（Jarvik 7）TAHが永久使用を目的として使用されました。その後、1980年代後半からはブリッジ用に使用されています。

　これらの全人工心臓は体外に設置した駆動装置で発生した空気圧を、チューブを通して体内の2つの血液ポンプに導き、ポンプの「ダイアフラム（膜）」を駆動するものです。体外駆動装置は冷蔵庫大の大きさで、患者は自由に歩き回ることもできないものでした。そこで、電気で駆動する体内埋込式の人工心臓の研究開発が進められ、2001年にアビオメッド（AbioMed）社がアビオコア（AbioCor）を世界で初めて永久使用目的で患者に使用しました。

　アビオコアはモータで動く油圧ポンプを使って、左右心室用の2つの血液ポンプのダイアフラムを油圧で駆動する電気油圧式の全人工心臓で、体外に大きな駆動装置を必要としません。患者はバッテリーがもつ間、自由に歩くことができます。最長512日の生存記録を残して本全人工心臓の臨床試験は18例で終了し、現在、より小型の全人工心臓の開発が続けられています。

ポンプの小型化と補助人工心臓

　一方、補助人工心臓でも全人工心臓と同様に1980年代から主に拍動流型の血液ポンプが用いられていました。特に、全人工心臓と比べると血液ポンプが1個のため、1980年代から心臓移植へのブリッジ使用として体内埋込式の拍動流型補助人工心臓が使用されるようになりました。

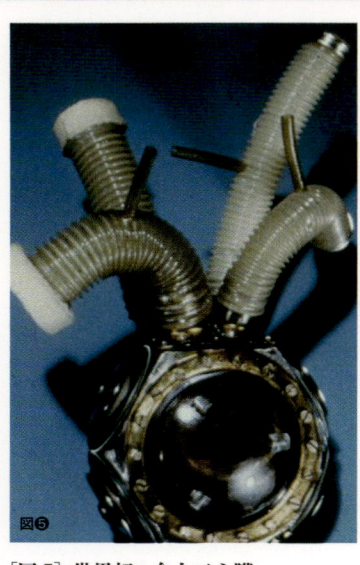

[図5] 世界初の全人工心臓
クリーブランドクリニックに留学した阿久津博士が、1958年に世界で初めて開発した全人工心臓である。ここから世界の人工心臓の歴史が始まった。空気圧でダイアフラム（膜）を駆動する拍動流型で、イヌに装着され、約1時間半、生存させた

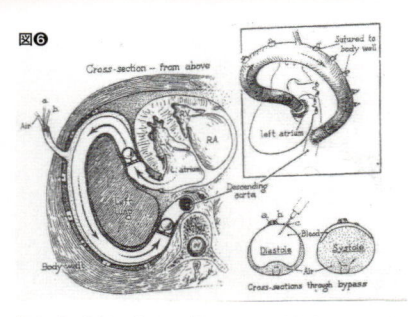

[図6] 世界で初めて使用された補助人工心臓
世界最初に患者に使用された空気圧駆動式の補助人工心臓。1963年にリオッタ博士により人工弁置換術後の患者に4日間使用された。管を二重にした構造で、内側の管に柔らかいチューブを使用し、人工弁としてボール弁を使用した。外側と内側の管の間に空気圧を導入することで内側のチューブの拡張、収縮を行い、血液を送出するしくみである

[図7] 補助人工心臓使用、世界初の成功例
補助人工心臓の世界初の成功例は1967年、ドベイキー博士とリオッタ博士により空気圧駆動方式ダイアフラム式補助人工心臓を使って行われた。患者は10日間循環補助され、無事退院した（❼-1）。ポンプは1963年のものから現在のダイアフラムを空気圧で駆動するタイプに進化した（❼-2）

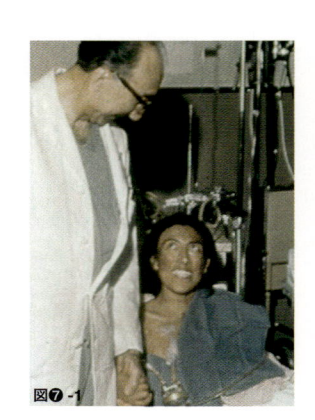

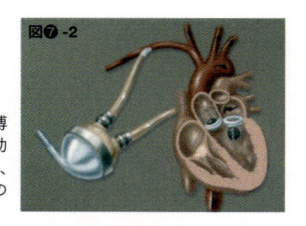

しかし、外国の拍動流型補助人工心臓は体重70kg以上の患者を対象として開発されたもので、多くのアジア人や婦女子には大きすぎます。そこで、ポンプを小さくできる「遠心ポンプ」や「軸流ポンプ」といった連続流型の血液ポンプを応用した補助人工心臓が開発されました。

その中でも1998年に臨床応用されたのがマイクロメッド社のドベイキー（DeBakey）VAD（図❽）です。軸流ポンプを使い、直径約25mm、長さ約80mm、重さ900gの非常に小さい補助人工心臓を開発しました。軸流ポンプの羽根車は毎分約1万回転の高速で回転し、羽根車で発生する揚力で血液を送出するしくみです。

羽根車の回転心棒は、ポンプ内部で両端支持する"ピボット軸受"で支えられています。コマの心棒の接触部を想像してください。ポンプ内部にくぼみを設け、そこに回転心棒の先をはめ込み、回転させるとともに心棒の横はずれを防止しています。よって、ピボット軸受の部分では羽根車の心棒がすりこぎのように血液中で高速回転することになります。軸流ポンプを応用した補助人工心臓としてはこの他、ジャービック（Jarvik）2000などがあり、あわせて500人以上の患者に埋め込まれています。

これらの補助人工心臓にあるピボット軸受は今のところ大きな問題にはなっていませんが、その寿命や接触回転部での血栓形成、血液破壊を完全になくそうと新しい世代（第3世代）の連続流型ポンプが開発されています。これが磁気浮上式補助人工心臓です。

心機能回復への
ブリッジ使用が可能に

世界で初めて日本で開発された、テルモ社の磁気浮上式補助人工心臓はヨーロッパでの26例の臨床試験を終え、現在、米国、日本での臨床試験の準備に入っています。ドイツのベルリンハート（BerlinHeart）社の磁気浮上式軸流ポンプ、インコア（Incor）はすでに282人の患者に埋め込まれています。この他にも、ソラテック（Thoratec）社、ワールドハート（WorldHeart）社、茨城大学、東京医科歯科大学などで磁気浮上式人工心臓の研究開発が進められています。

補助人工心臓の使用方法や開発方向にも変化が見られます。性能の向上に伴って、心臓移植へのブリッジ使用だけではなく、最近ではDestination therapy（永久使用：移植は考えない）やBridge to recovery（自己心機能回復へのブリッジ使用）への応用が増えてきました。また、米国では、磁気浮上式連続流型ポンプを中心に、より小型な小児用循環補助ポンプの開発が進められています。

このように、1958年から半世紀以上、人工心臓の研究開発が続けられ、多くの患者の命が救えるようになってきました。ここではすべてを紹介できませんでしたが、今でもより小型で高性能、生体適合性の良い人工心臓を目指していろいろな施設で研究開発が続けられています。また、血液ポンプのみならず、エネルギー・情報伝送システムなどの周辺システムの開発も重要な技術として研究開発が進められています。

増澤 徹

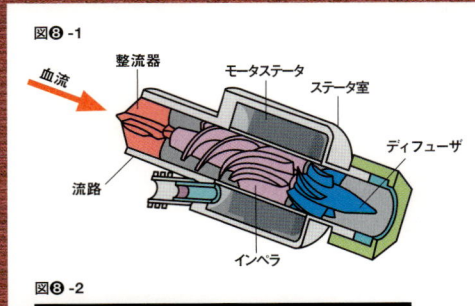

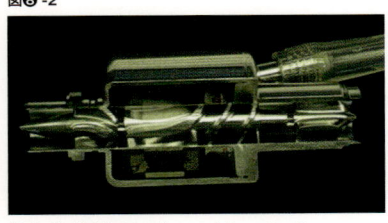

[図8] 軸流ポンプ、マイクロメッド・ドベイキーVADの構造図
マイクロメッド・ドベイキーVADは、393症例（うち米国140症例）に及ぶ8年間の臨床経験を誇る。血液ポンプに軸流ポンプを採用し小型化を図った。羽根車の両端がピボット軸受で支持され、現在、今までの経験をもとに、より高性能なドベイキーx2を開発中である

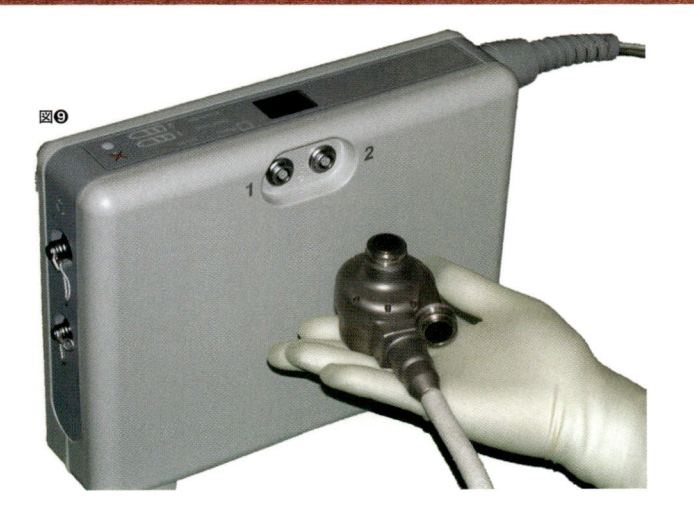

[図9] 独自のシステムを開発したエバーハート（EVAHEART）
日本で開発された体内埋込式補助人工心臓（サンメディカル技術研究所）である。遠心ポンプのインペラをスベリ軸受で支持している。血液シール部や軸受部に純水を循環させること（クールシール・システム）により、その潤滑と冷却ならびに血液シール部から微量に漏れてくる血液を洗い流す機能を有している。それにより機器の長期信頼化を図っている。純水はコントローラに内蔵されるクールシール・ユニットから体内のポンプ部へ循環されている。血液シール部から血液中への純水の漏洩は約0.1cc/日以下ととても少ない。2005年5月に日本で臨床治験が始まり、現在8例に施行

04 人工肺

そのガス交換機能の秘密

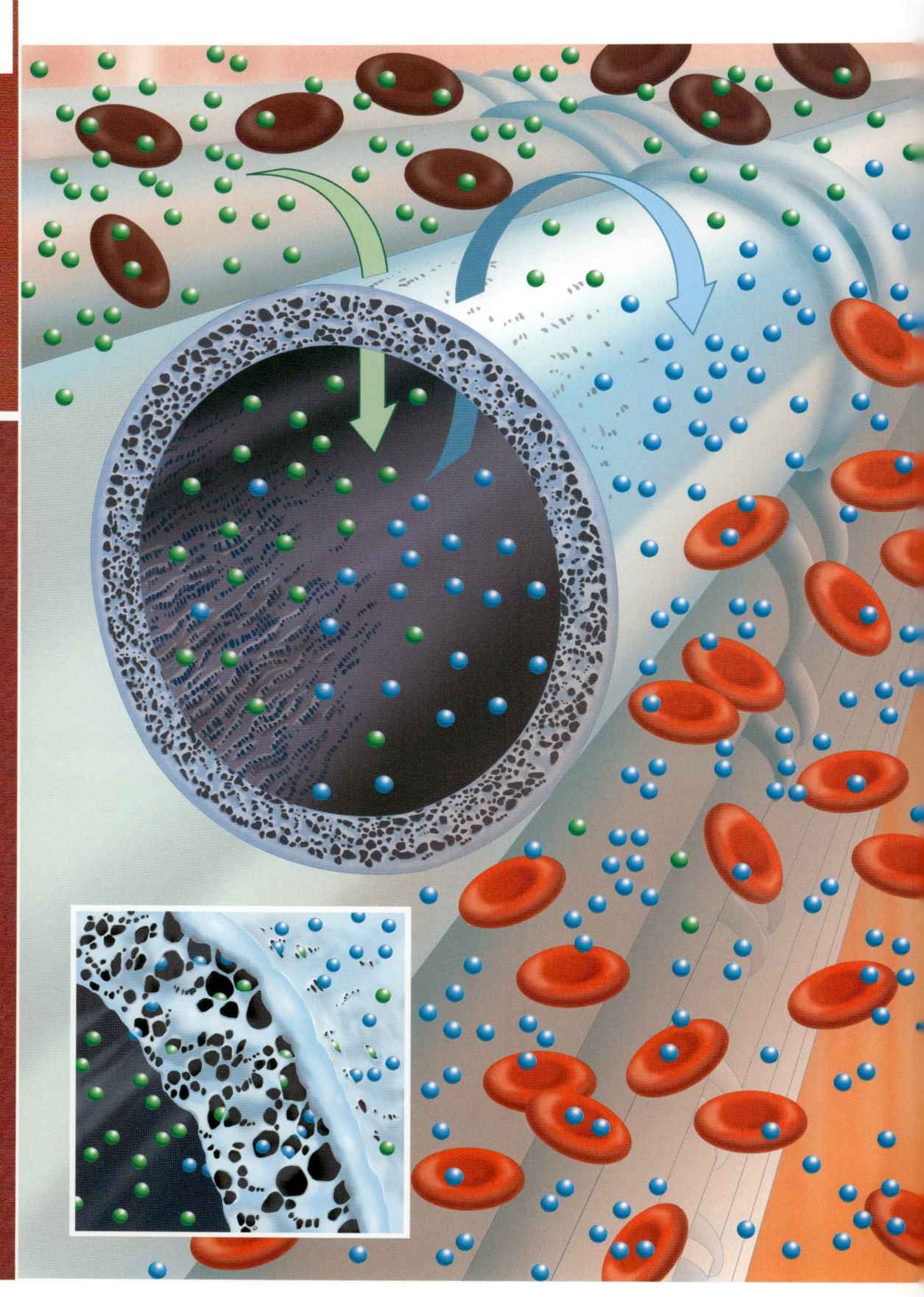

イラスト解説

　人工肺は、心臓手術のときに使われる人工心肺装置の一部である。人工心肺装置は心臓手術中の心臓と肺の機能を代行する装置であるが、人工肺はそのなかで最も中心的な役割を果たしており、血液ポンプで送られてきた血液に酸素を加え、二酸化炭素を取り除く働きを行っている。

　現在使われている人工肺の多くは、中空糸を用いたタイプである。人工肺の内部には直径0.25mmの管である中空糸の束が内蔵されており、その中空糸の隙間を血液が流れる構造となっている。左のイラストは、人工肺内部での中空糸によるガス交換の様子を表している。画面中央のストロー状のものが中空糸であり、その中を酸素ガスが流れる。中空糸と血液が接触し、中空糸の外から内へ向かって血液中の二酸化炭素（図中の緑色粒子、多くが血液中に溶解している）が排出され、内から外へ向かって酸素（図中の青色粒子）が放出されている。血液中に入った酸素の多くは赤血球の中に入り込み、ヘモグロビンと結合して真っ赤な血液となって人工肺から出て行く。なお、酸素や二酸化炭素は分子として移動するのだが、実際の分子の大きさはこのイラストに表せないほど小さい。

　こうした人工肺のしくみは、実は生体にならったものである。もともと生体の肺は、肺胞という小さな袋の表面に毛細血管が張りめぐらされた構造をしていて、呼吸運動によって体外から肺胞内に入った空気と毛細血管を流れる血液との間でガス交換が行われる。毛細血管と肺胞内部を覆う"膜"を介して、濃度の低いほうから高いほうへ分子が自然に移動する「拡散」の原理に従って、血液からの二酸化炭素排出と血液への酸素の取り込みが行われる。

　同じことを人工肺で行おうとしたときに問題となったのは、血液と酸素との間を仕切る膜（ガス交換膜）を介していかに"効率よく"血液中の二酸化炭素と酸素の交換を行うかということだった。そこで考え出されたのが、ガス交換膜自体に無数の小さな穴（微小孔）をあけることで膜の性質を保ちながら血液を酸素に接触させること、そしてさらにこのガス交換膜を筒状にすることで血液との接触面積を増やすことであった。左のイラストに示すように、中空糸膜の断面は網の目のような立体構造を持ち、そこを酸素と二酸化炭素の分子が通り抜けて、血液との間を行き交っている。

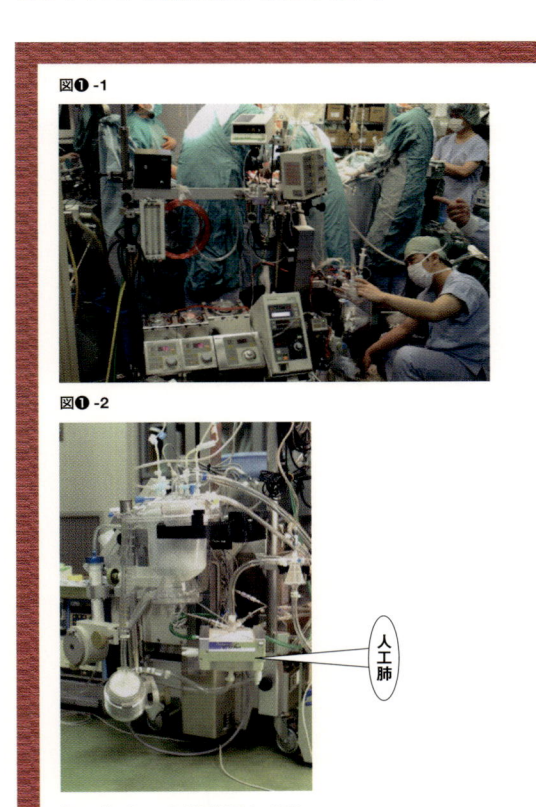

[図1] 人工心肺装置と手術

写真は、人工心肺装置を使った手術の様子を写したものである。多くのスタッフが忙しく立ち働き、またさまざまな機器が並ぶ中に人工心肺の装置もある。人工心肺を使った心臓手術では中心的な役割を果たす人工肺だが、装置自体は意外にコンパクトなのに驚かされる。上(❶-1)の写真の一番手前で、かがんで機械の調整を行うスタッフの前にあるのが下(❶-2)の人工心肺装置およびその一部が人工肺である

[図2] 人工肺の構造

この人工肺で使われている中空糸は約2万本。特殊な技術によって束ねられ、ハウジングに収容されて人工肺となる。中空糸の束（バンドル；❷-2）の両端は、血液の通る部分と酸素ガスの通る部分とを区切るために、ポッティング剤という接着剤で固められている。
中空糸内には酸素ガス(O_2)が流され、（血液との間での）ガス交換の結果、二酸化炭素(CO_2)を含むガスが排出される。一方、中空糸の外を流れる血液は、やはりガス交換の結果、酸素を含んだ動脈血として出口より送り出されるが、このときステンレス製のパイプを流れる冷水や温水によって血液は適切な温度に調整されるのである

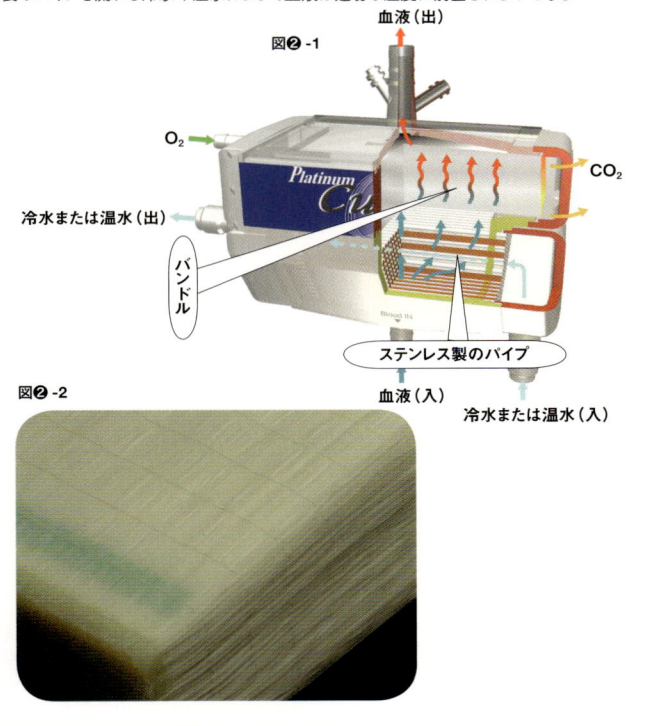

高いガス交換効率を実現した中空糸膜の開発

人工肺は、主に、心臓手術のときに使われる人工心肺装置の一部として用いられます。心臓にメスを入れる時には、心臓の動きを一旦停止させて内部に血液がない状態にする必要がありますが、人工心肺装置が心臓と肺の機能を代行するおかげで安全に心臓手術を行うことができます。

人工心肺装置は、脱血ライン、吸引ライン、貯血槽、人工肺、血液ポンプ、動脈フィルター、送血ラインなどで構成されますが（図❸）、そのなかで最も中心的な役割を果たすのが人工肺です。人工心肺装置に入ってきた、酸素が少なく二酸化炭素を多く含んだ静脈血は血液ポンプで人工肺に送られ、酸素をたっぷり含み二酸化炭素が少ない真っ赤な動脈血に換えられて全身に戻されます。

生体の構造にならった「膜型」人工肺

人工肺の開発において、いかに効率よく酸素を送り込み、血液に接触させるかは当初より重要な課題でした。

血液に効率よく酸素を添加するには、酸素を直接血液中に吹き込むのが一番です。ところが、この方法では血液が大量の気体（酸素）にさらされるために、血液の凝固反応や炎症反応が大きく亢進することが判明しました。

そこで1970年に登場したのが、シリコーンラバー膜を用いた「膜型」の人工肺です。「膜型」人工肺は、生体の構造にならって、血液と酸素との間を膜で仕切り、その膜を介して血液中の二酸化炭素と肺胞の酸素を交換することで、気体（酸素）と血液との直接の接触を大幅に減らすようにしたものです（図❹）。さらに1979年には、膜に無数の小さな孔（微小孔）が開いた「多孔質膜」とよばれる画期的なガス交換膜が開発されました。

多孔質膜に存在する微小孔の平均孔径は、0.03〜0.07 μm程度、髪の毛の1/1000以下の径です。この孔径だと、水やガス分子は通り抜けられるものの、赤血球や白血球などは通過できません。膜の片側に血液を、もう片側にガス（酸素ガス）を流すと、微小孔をくぐり抜けたガスが、血液と膜との接触面において血液に触れガス交換が行われるわけです。

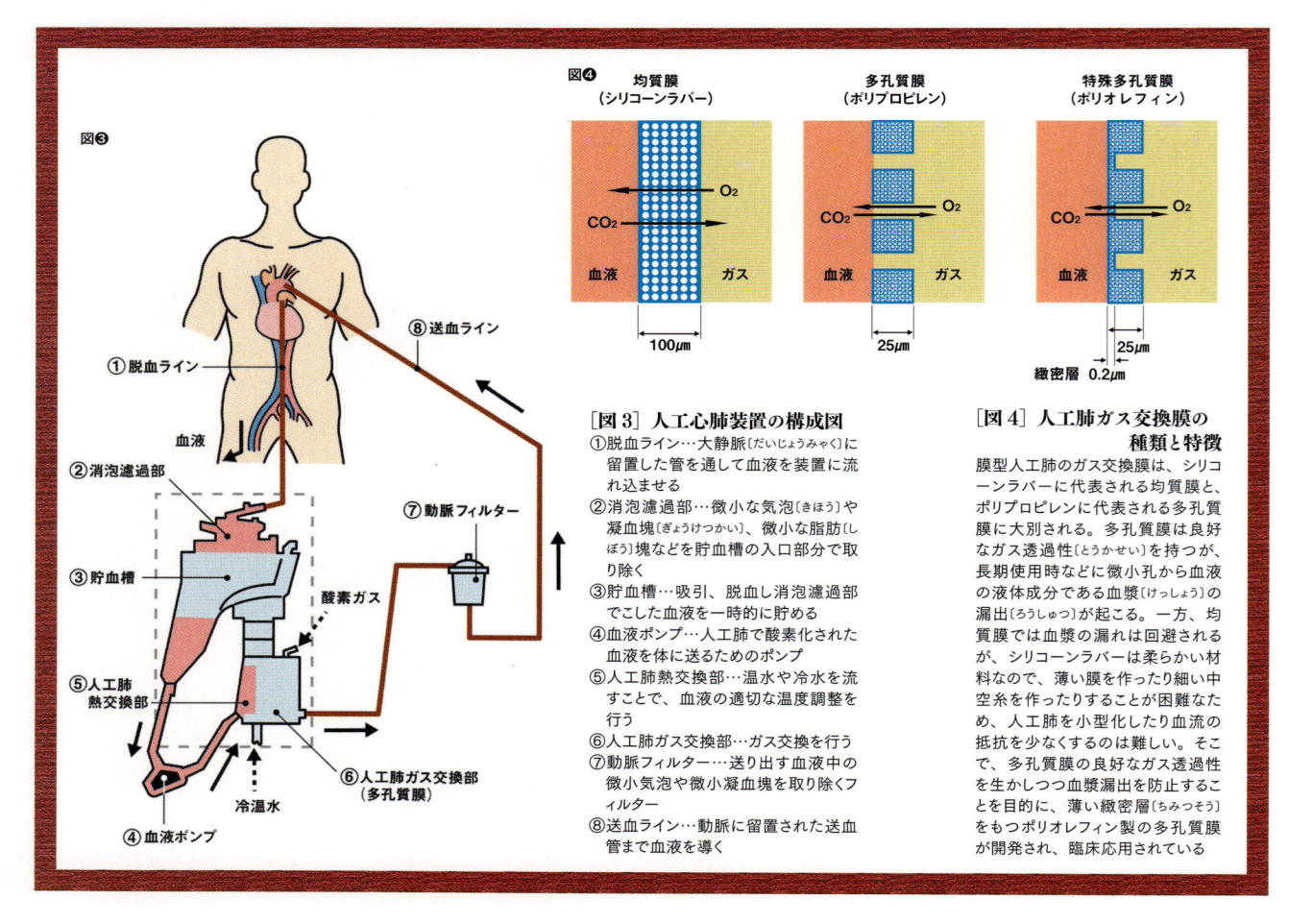

[図3] 人工心肺装置の構成図

① 脱血ライン…大静脈〔だいじょうみゃく〕に留置した管を通して血液を装置に流れ込ませる
② 消泡濾過部…微小な気泡〔きほう〕や凝血塊〔ぎょうけつかい〕、微小な脂肪〔しぼう〕塊などを貯血槽の入口部分で取り除く
③ 貯血槽…吸引、脱血し消泡濾過部でこした血液を一時的に貯める
④ 血液ポンプ…人工肺で酸素化された血液を体に送るためのポンプ
⑤ 人工肺熱交換部…温水や冷水を流すことで、血液の適切な温度調整を行う
⑥ 人工肺ガス交換部…ガス交換を行う
⑦ 動脈フィルター…送り出す血液中の微小気泡や微小凝血塊を取り除くフィルター
⑧ 送血ライン…動脈に留置された送血管まで血液を導く

[図4] 人工肺ガス交換膜の種類と特徴

膜型人工肺のガス交換膜は、シリコーンラバーに代表される均質膜と、ポリプロピレンに代表される多孔質膜に大別される。多孔質膜は良好なガス透過性〔とうかせい〕を持つが、長期使用時などに微小孔から血液の液体成分である血漿〔けっしょう〕の漏出〔ろうしゅつ〕が起こる。一方、均質膜では血漿の漏れは回避されるが、シリコーンラバーは柔らかい材料なので、薄い膜を作ったり細い中空糸を作ったりすることが困難なため、人工肺を小型化したり血流の抵抗を少なくするのは難しい。そこで、多孔質膜の良好なガス透過性を生かしつつ血漿漏出を防止することを目的に、薄い緻密層〔ちみつそう〕をもつポリオレフィン製の多孔質膜が開発され、臨床応用されている

中空糸タイプのガス交換膜

効率よく血液とガスを接触させるために生み出されたのが多孔質膜をストロー状の構造にした「中空糸」で、現在用いられているガス交換膜は、ほとんどがこの中空糸型です。中空糸は束（バンドル）にして用いられ、容積あたりの膜の表面積を大きくすることができるために高いガス交換効率が得られます。現在は、これら1本1本の中空糸内部の空洞に酸素ガスを、束ねた中空糸と中空糸の間に血液を流す「外部灌流方式」と呼ばれるタイプのものが主流となっています。

図❺は、この中空糸の断面と側面を電子顕微鏡で拡大したものです。中空糸の内径（内腔の直径）は約0.2mmで、円筒状をした材質部分の厚みは0.025mmという薄さです。これをさらに10倍ほど拡大したのが図❻です。図❻-2の中空糸断面を見ると、多数の微小孔が膜の内部に向かって開口しており、膜材質が立体的な網のような構造になっているのがわかります。

中空糸を束ねる技術

中空糸のバンドルは、ハウジングに収容されて人工肺となります（図❷）。この中空糸の束ね方にも、多くの知識と経験が注ぎ込まれています。というのも束ね方によって、中空糸と中空糸の隙間を通る血液の流れ方が大きく変わるからです。もし、中空糸間の距離がバラバラに配置されていたら、血液は抵抗の少ない大きな隙間ばかりを流れ、その結果ガス交換効率が低下してしまいます。反対に、中空糸を密に束ねすぎると、出口までの抵抗が大きくなりすぎて流れが滞ってしまいます。

図❺-1や図❺-2を見ると、中空糸同士が直交する細い編み糸によって互いに均等な距離で、しかも千鳥格子状に配列されているのがわかります。これがこれらの条件をクリアするために生み出された工夫なのです。

人工肺は今日、心臓外科の領域では当たり前のように使われている成熟度の高い人工臓器です。しかしながら、そこに用いられている中空糸の構造や配列は、あらかじめ理論的に導き出されていたものではなく、長年の試行錯誤の末にようやく見出されたものです。最近では、最適な中空糸配列をコンピュータシミュレーションで探求する研究もなされていますが、実際にはまだまだ開発者の経験や工夫に基づいた「職人技」に頼っているのが現状です。

その開発には経験と創意工夫の歴史があり、現在使われている製品には蓄積されてきた多くの知識や経験に加えて最新のテクノロジーが注入されているのです。

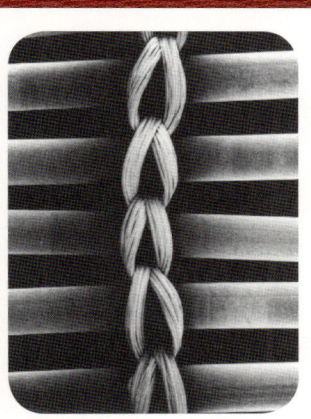

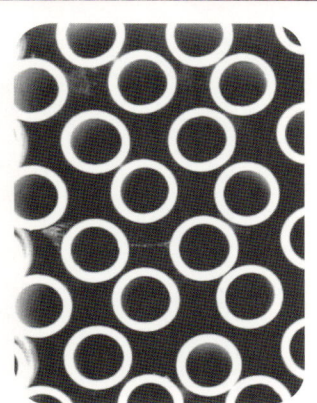

巽　英介

[図5] 中空糸束（バンドル）の作製方法
中空糸の束ね方次第で、中空糸と中空糸の隙間を通る血液の流れ方が大きく変わる。中空糸はできるだけ均等な間隔で、しかも適当な密度（充填率[じゅうてんりつ]）で配置する必要があり、それぞれの人工肺で様々な束ね方の工夫がなされている。この例では、中空糸同士が直交する細い編み糸によって互いに均等な距離に保たれ（❺-1）、しかも千鳥格子状に配列されている（❺-2）

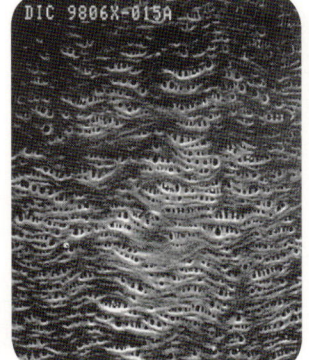

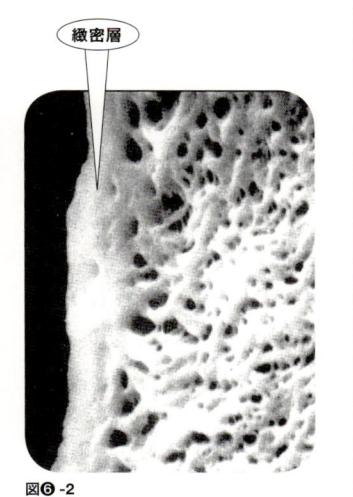

[図6] ポリオレフィン製特殊多孔質膜の電子顕微鏡写真
中空糸の内腔面には小さな孔が無数に開口している（❻-1）。これら微小孔の平均孔径は、0.03～0.07μm（μmはmmの1/1000の単位）程度で、水やガス（気体）分子は通り抜けられるが、赤血球や白血球などは通過できない。
一方、中空糸の断面を見ると多数の微小孔が連通[れんつう]しており、膜材質は立体的な網のような構造となっている（❻-2）。この中空糸では、微小孔は向かって左側の膜の外側（＝血液接触面）まで達せずその手前で閉鎖しているように見える。ごく小さな開口部しかもたないこの「緻密層」を通じてガス交換することで、血液とガスとの接触をより少なくして、長期使用に際しての血漿の漏出が防止される

緻密層

05 人工血管

見た目はシンプルなチューブ

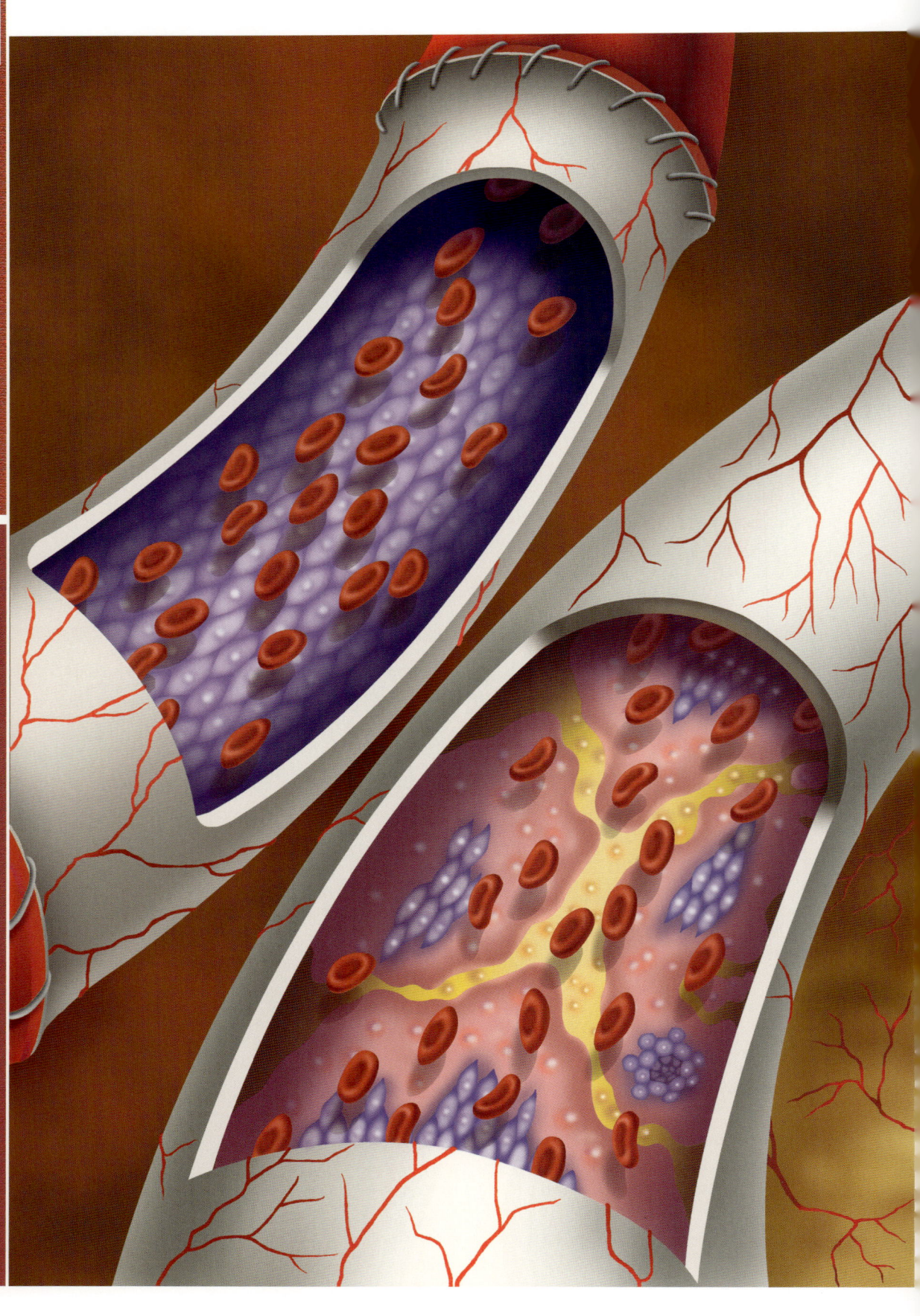

イラスト解説

　血管は血液を流す管状の臓器である。細かく枝別れをして体内にネットワークをはりめぐらせ、血液を体中に循環させる導管（パイプ）の役目をしている。その血管が瘤状にふくれもろくなって破れそうになったり、パイプに水垢が溜まるように、動脈硬化によって血管の内側が狭くなるなどした場合、血管の代用物として使用されるのが 人工血管 である。

　ヒトの血管は、太いものは30mmから、一番細い毛細血管になると1mm以下まで実に様々。人工血管は内径が10mm以上の大口径と、内径6〜8mmの中口径のものが広く用いられ、4mm以下の小口径の人工血管の開発も進められている。その主な素材はポリエステル繊維のダクロンや、フッ素化合物のテフロンである。

　血管は水を流す水道管やホースのように、一見単純な構造と思われがちだ。しかし、天然の血管と同じ機能を持った人工血管をつくるのは簡単なことではい。なぜだろうか。

　人工血管は生体にとっての異物であるために、生体からの様々な反応に曝される。その1つが血栓（血液の固まり）の形成とそれによる人工血管の閉塞である。また、人工血管の内面に新しい膜（新生内膜）が形成される現象がある。これは、異物である人工血管を自己の組織になじませ取り込もうという生体からの働きかけ生体化であるが、しばしばその層が厚くなりすぎ（新生内膜肥厚）、やはり人工血管を狭め閉塞させてしまうことがある。

　天然の血管ではなぜ血栓が形成されることもなく、閉塞することもないのか。その理由は血管内をびっしりと覆った内皮細胞にある。内皮細胞の表面には血栓が付着しない（抗血栓性）ため、血栓が成長してついには血管を塞いでしまう、ということがないからである。

　人工血管を体内に入れると、まず薄い血栓の層ができ、ついで新生内膜の形成を見る。新生内膜は、血液中を流れる（未分化の）内皮細胞が膜表面へ生着するのを促しているのが最近になりわかった。イラストは、人工血管（白い管）内を内皮細胞が覆っていく理想モデルを描いた。下の絵の所々にしま状に広がった内皮細胞――内皮細胞の周りのピンクの層が新生内膜である――が、やがて上の絵のように人工血管内全体を覆うまでになれば、天然の血管と同じように、血栓形成や新生内膜肥厚による閉塞から長期にわたって免れることができると考えられている。

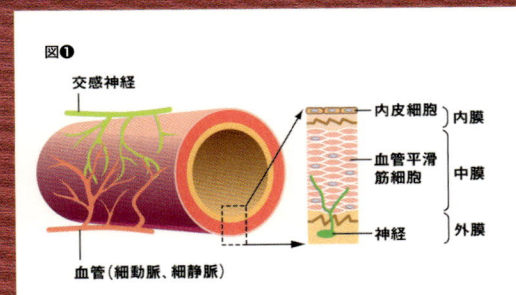

[図1] 血管の構造
血管は基本的に、内膜〔ないまく〕・中膜〔ちゅうまく〕・外膜〔がいまく〕の三層構造をもつ。一般的に、血液は物に触れると固まる性質を持っているが、内膜の表面を覆っている内皮細胞には血液が触れても固まらない。これが、血管が血液の固まりで詰まってしまわない理由である。
また、中膜には平滑筋〔へいかつきん〕があり、血管を収縮させたり、弛緩させたりする。
外膜には細い動脈・静脈のネットワークがある。これによる血液循環で、血管の外側部分の新陳代謝〔しんちんたいしゃ〕が行われる。血管の内側部分は血管内の血流を介して新陳代謝が行われる

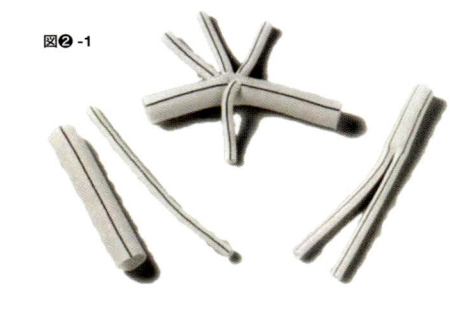

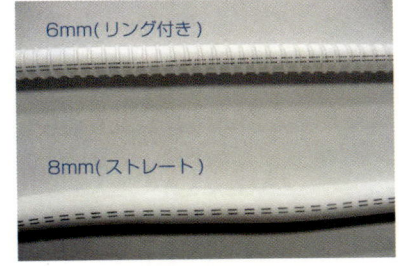

[図2] さまざまな人工血管
❷-1の写真は、内径10mm以上の大口径の布製の人工血管であるが、いずれもポリエステル繊維を織ったり編んだり（ダクロン製）、まさに洋服をつくる要領でつくられている。対して、❷-2の写真は主に細い血管を橋渡し（バイパス）する時に用いる内径6〜8mmの中口径の人工血管（テフロン製）である。図内・上の人工血管の外側のリングは、鼠径部〔そけいぶ〕や膝〔ひざ〕部で人工血管が屈曲〔くっきょく〕によりつぶれてしまうのを防ぐために取り付けられている

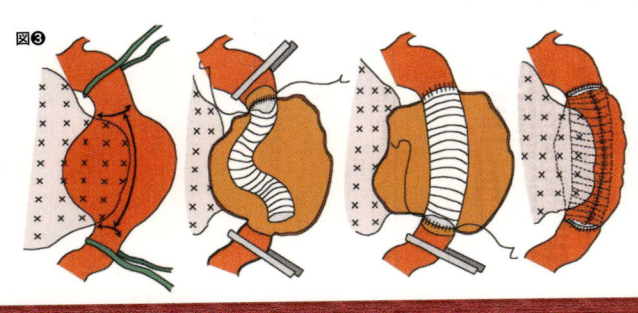

[図3] 人工血管置換術
人工血管を使った治療(手術)方法には、大きく分けて2種類ある。1つは、瘤状にふくれるなどした病気の血管を、人工血管と取り替える手術(人工血管置換術)である。もう1つは、動脈硬化で狭くなるなどした病気の血管をそのまま残し、その上流と下流の血管を人工血管でつないで、バイパスと呼ばれる新しい血流路(けつりゅうろ)を追加する手術(人工血管バイパス術)である。
図は、下行〔かこう〕大動脈にできた動脈瘤に対する人工血管置換〔ちかん〕術を示す。動脈瘤は完全には切除せず、人工血管を覆うために一部残され、最終的には人工血管に巻きつけて手術を終了する

内皮細胞を活用し理想の人工血管をつくる

　人工血管の開発が試み始められたのは100年以上前のこと。象牙（1897年）、マグネシウム（1900年）、ガラス、シリコーンゴムなど様々な素材の血管がつくられましたが、どれも失敗に終わってきました。

　というのも、血管を流れる血液は水と違って、ほとんどの物質に対して、それらに触れると固まる性質があるためです。せっかく人工血管を植込んでも、血液の固まり（血栓）ができて血管が詰まってしまったり、またガラス、象牙など固い管が、柔らかい人体の血管とうまくフィッティングしなかったりと試行錯誤が繰り返されました。

　ようやく成功の糸口をつかんだのが1952年。ヴォーヒー（Voorhees）が、パラシュート布などに用いられていた合成繊維のビニヨン・ナヌ（vinyon N）布製チューブでイヌの動脈を置換したことが契機となりました。翌年にはブレイクモア（Blakemore）がヴォーヒーと協同して、この布製チューブを人体に植込み、54年に18例の臨床成績を残しています。

内皮細胞の働きの重要性

　人工血管は植込まれた後、長期間、血栓などに塞がれず血液を流し続けることが必要です。臨床に初めて使用されてから約50年経った今日、人工血管は改良が重ねられ、広く血管疾患の治療に用いられるようになっています。しかしながら、人工血管の歴史始まって以来の課題である、人工血管の閉塞という問題が現在に至るまで完全には解決できていません。とくに直径4mm以下の人工血管については、術後短期間で詰まってしまう例がしばしば見られています。詰まる主な原因は2つあります。

　1つは血液の性質から、人工血管の内面に付着した血栓が大きくなり人工血管を閉塞してしまうためです（血栓閉塞）。これは植込み後、早期に起こりやすい現象です。

　もう1つの原因には、生体の働きが大きく関わっています。

　刺さったトゲを放っておいたら、それを取り囲むように肉が盛り上がった経験をしたことはありませんか。これは、外から入ってきた異物を自分の組織で覆おうとする生体特有の機能です。人工血管を体に植込むと同じような現象が起こります。

　まず、人工血管内に薄い血栓の層ができ、その中に細胞が浸入・増殖して人工血管を自己組織になじませ取り込もう（生体化）として、人工血管の内面に新しく膜を形成するの

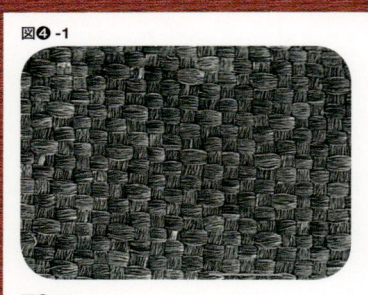

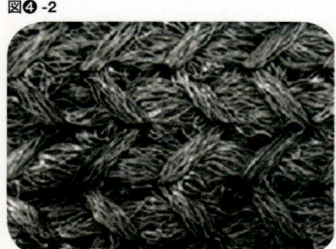

[図4] 人工血管の製法——編み方、織り方
繊維であるダクロンは、比較的緩やかに糸を組み合わせる〈編み〉と、縦横に糸をきっちりと配列した〈織り〉を使い分けたり、編み目、織り目の細かさを変えることで強度と柔軟性を調節できる。
編み方、織り方は基本的には衣服などと同様、メリヤス編み、真田紐織りなどである——④-1は平織り、④-2はメリヤス編みでつくられた人工血管の表面を拡大した写真

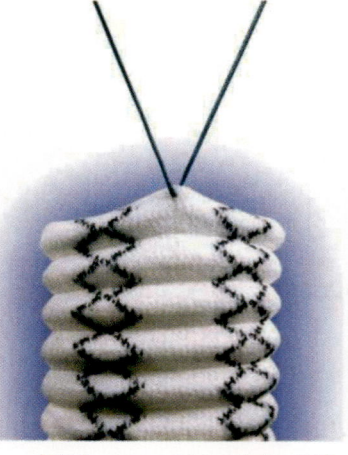

[図5] ダクロン製人工血管の特徴
ダクロン製の人工血管は、柔らかく針を刺す抵抗が少ないなど手術の時に扱いやすいだけでなく、天然の血管とのフィッティングも良好である。また、手術時の使用を考え、折り曲げてもつぶれないよう「蛇腹〔じゃばら〕構造」が施されている

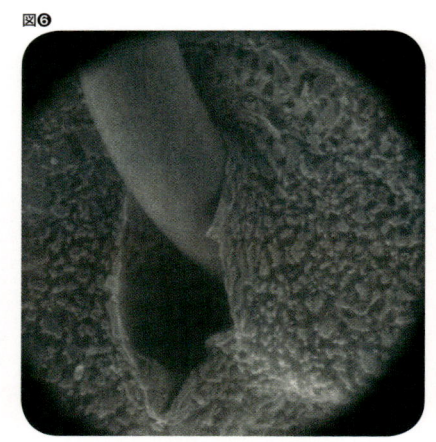

[図6] テフロン製人工血管の特徴
「油のいらないフライパン」などで一躍有名になったことからもわかるように、テフロンは物質がこびりつきにくい。そのため血栓がつきにくいこともあって、これまで内径6〜8mmの中口径の人工血管の素材として用いられてきた。しかし、素材に復元力や柔軟性が乏しいので、手術時、人工血管に針を通すとその針穴が塞がりにくくそこから血液が漏れたり、曲げようと力を加えると、ゴムホースのようにクシャッとつぶれやすいといった性質がある

です。このようにしてできた膜は、"新生内膜"と呼ばれ、人工血管の生体化に重要な働きをする反面、膜が厚くなりすぎる（新生内膜肥厚）と、人工血管を狭め閉塞させてしまう要因にもなります。

天然の血管は、動脈硬化などの病気にならないかぎり、どんなに細くても何十年にもわたって閉塞することなく血液を流しつづけます。そのわけは、血管の内面をびっしりと覆っている内皮細胞にあることがわかっています。内皮細胞の表面には血栓が付着しないため、血栓が成長してついには血管を塞いでしまう、ということがありません。

また、新生内膜の表面はこの内皮細胞に覆われることを誘導します。そのため、内皮細胞に覆われた適度な厚さの新生内膜がうまく人工血管内にはりめぐらされれば、天然の抗血栓性による開存性を長期間にわたって得ることができるわけです。

小口径人工血管への活用

そこで現在では、この内皮細胞を小口径人工血管に積極的に活用しようという研究が主流となっています。つまり、人工血管の植込み前、または植込み後に速やかに人工血管の内面を内皮細胞で覆わせ（内皮細胞被覆；図❼）、天然の抗血栓性を獲得して血栓による閉塞を防止し、さらに内皮細胞被覆を保つことで長期間血管を詰まらせないようにする、というわけです。

人工血管の植込み前に、内皮細胞被覆を行う方法としては、最近進展の目覚ましいバイオ技術、組織工学（Tissue engineering）の手法を応用したものがあります。患者の細胞を採取して、それを細胞培養の技術を用いて、天然の血管に類似した人工血管を体外で作製する試みです。

植込み後に、速やかに内皮細胞で血管内を覆うという人工血管の開発も行われています。たとえば、ポリウレタン製の人工血管を、ミクロの孔をたくさん開けた多孔質構造にし、血液がわずかに人工血管外に滲み出す程度に調整することで、内皮細胞被覆を促す研究が進められています（図❾）。

また、毛細血管の内皮細胞を多く含んだ脂肪組織を利用したユニークな研究もあります。患者の脂肪組織を細かく切り刻み、それを人工血管の壁にからめてから体内に植込むというものです。

これらのほかにも、いろいろな研究が行われています。

理想的な人工血管を求めて

理想的な人工血管の条件とはなんでしょうか。まず安価で保管に手がかからず、必要な時にはただちに使用できるといった利便性があること、血液の滲み出しや針を刺す抵抗が少なく縫合部が人体の血管となじみやすいなど手術時に扱いやすいこと（図❺）、そして内皮細胞の持つ天然の抗血栓性、感染防止機能を長期間保てること、過剰な新生内膜肥厚が起こらないこと——そして何よりも長期間血管が詰まらないことが挙げられます。今後も、こうした様々な角度から人工血管の研究は進められていくと考えられます。

大越隆文

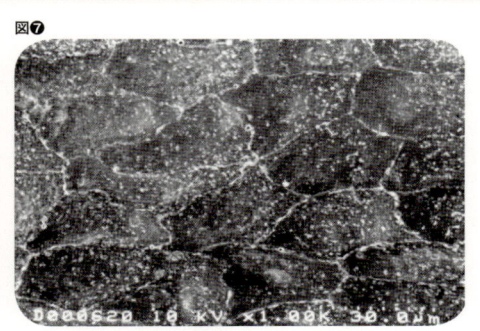

[図7] 内皮細胞被覆の様子
敷石状に並んだ内皮細胞が人工血管内面を覆い、血栓が付着しない。また人工血管はひとたび感染をおこすと閉塞したり、あるいは感染した人工血管を取り外さなければならなくなることもあるが、内皮細胞は、血液中に侵入した細菌が人工血管の壁の内部に入り込み感染を起こすのを防御する役目も果たしている

[図8] 長期開存性が期待される新しいタイプの人工血管
最近主流となっている人工血管には、アルブミン、コラーゲン、ゼラチンといったもともと生体内に存在するタンパク質でコーティングしたものがある。これは血管からの血液の漏れを防ぐとともに、生体化を誘導して内皮細胞被覆を促進することを狙いとしている——ゼラチンコーティングしたもの（❽-1）は、ゼラチンコーティングしていないもの（❽-2）と比べ、繊維のうえにうっすらと雪が積もった感じに見える

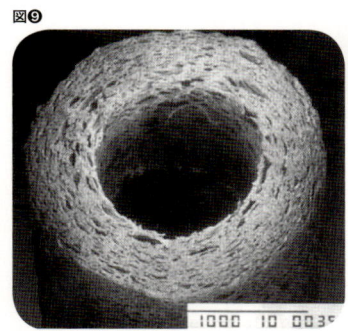

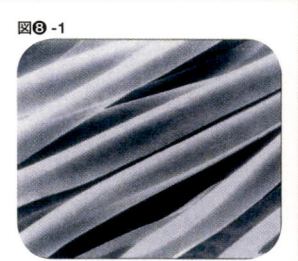

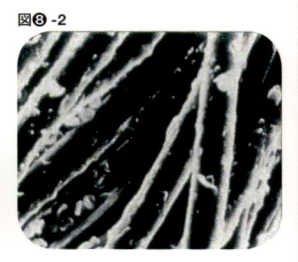

[図9] 多孔質構造を持ったポリウレタン製小口径人工血管
写真の人工血管の内径は1.5mm——その内面、壁内部、外面ともに多孔質構造なのがわかる。人工血管にミクロの孔をたくさん設け多孔質構造にするのは、そこに血液や血漿（けっしょう）タンパク質を入り込ませて細胞増殖に適した土壌（環境）をつくり、内皮細胞のもととなる細胞を根付かせるためである。また、血液の人工血管外への滲み出しは、やはり内皮細胞のもととなる細胞を生着しやすくするとともに、血栓の形成を防ぐためである。血液の滲み出す量が多いと手術や患者の予後に差し支え、少ないと血栓で血管が塞がりやすくなる

06 ステント

新しい技術で血管の劣化に対応

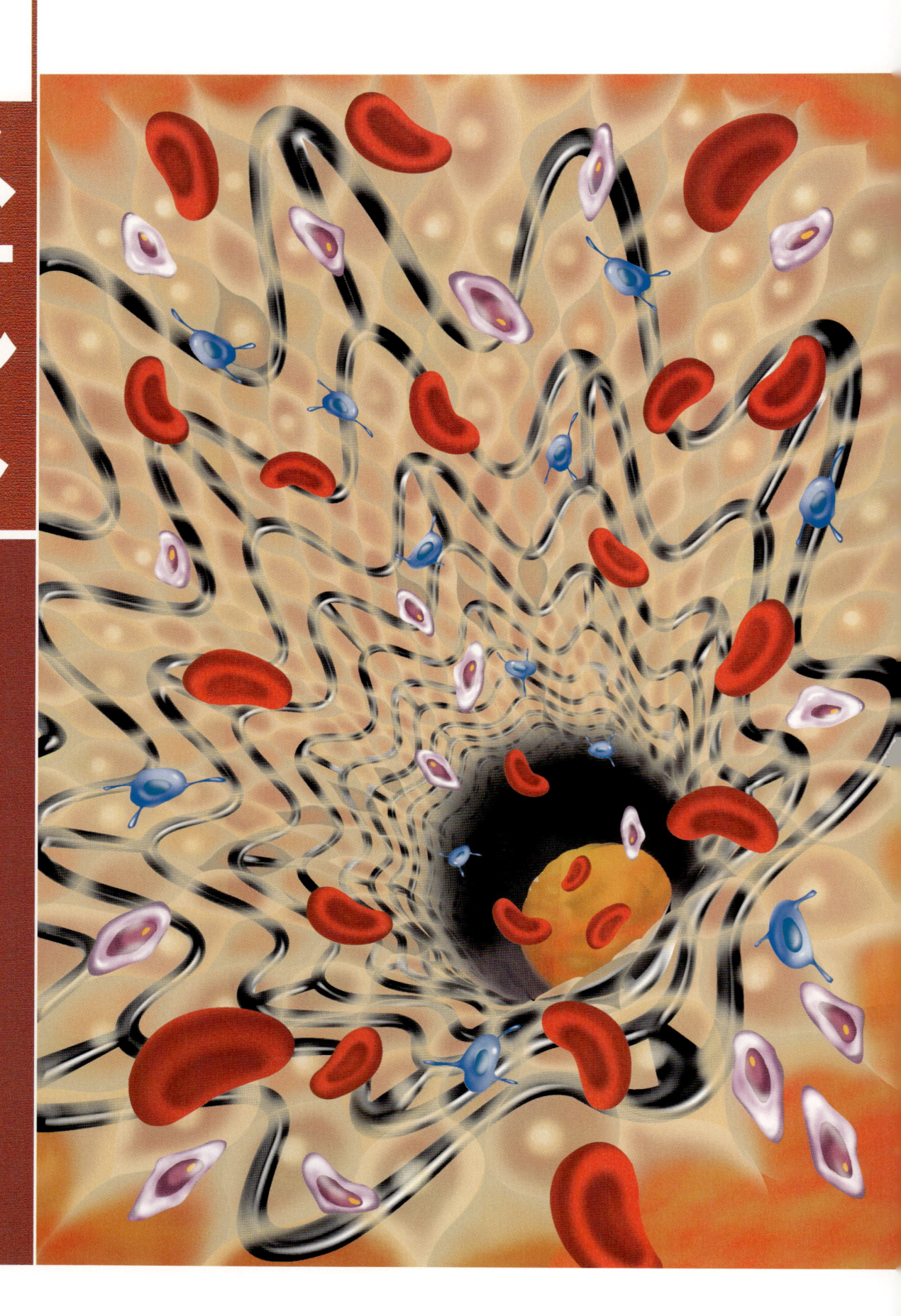

イラスト解説

　ステントは、人体の管状の部分（動脈、静脈などの血管や気管支、食道、胆道など）が狭くなった場合に、これを内部から広げ（拡張）、内腔を保つ（保持する）ためにつくられた医療器具である。

　血管の狭窄は、血液中の"垢"（コレステロールやカルシウムなど）が血管壁内面に附着・沈着することで引き起こされることが多い。また、血管自体の老化がそうした現象を促す。一方、気管支、食道、胆道などの狭窄は、主にそれらの器官ががんに侵され、がん細胞の増殖により内腔が狭められた結果、起こる。

　ステントの多くは、医療用ステンレスなどの金属でできた網目で筒状のものである。治療する部位に応じて形やサイズは異なり、また自分で勝手に広がるバネ状のもの（自己拡張型）と、小さくたたんだものを風船で拡げるタイプ（バルーン拡張型）とに分けられる。

　現在、ステントが最も用いられているのが、心臓の冠状動脈の狭窄による狭心症や心筋梗塞に対する治療においてである。腕（手首）や足の付け根の動脈から挿入された"カテーテル"と呼ぶ直径2mmほどの管を通して、狭窄部まで運ばれたステントは、カテーテルが抜き取られたあと、狭窄部分を内側から支えた状態を保つ。病変部位に到達するための切開手術を不要とした点で、これまでステントは画期的な医療器具と言われてきた。

　しかしながら、再狭窄を防ぐという点において、従来のステントはまだ不十分なものであった。手術後6カ月で実に25％の確率で再狭窄が認められたからである。再狭窄は、血管が押し広げられたり、ステントを入れたことによって傷ついた部分が、傷を修復しようとして細胞が増殖する過程で起こっていた。

　そこで、ステントの表面に細胞の増殖を抑制するための薬剤を塗るとともに、一定期間その薬剤が持続的に溶け出していく（徐放化）ような工夫を施した。その結果、再狭窄率は5％以下にまで下がったのである。

　イラストは、血管内に留置した薬剤溶出型ステント（DES:Drug eruting stent）をイメージしている。見ると、ステント全体が薄い膜に覆われているのがわかる。ステント表面に附着した増殖能力の高い細胞の働きが活発すぎると、再狭窄の原因となる。ステント表面の薬剤はその働きを抑える役割を果たし、程良い修復（ステント全体が薄い細胞層に覆われる）が得られる。

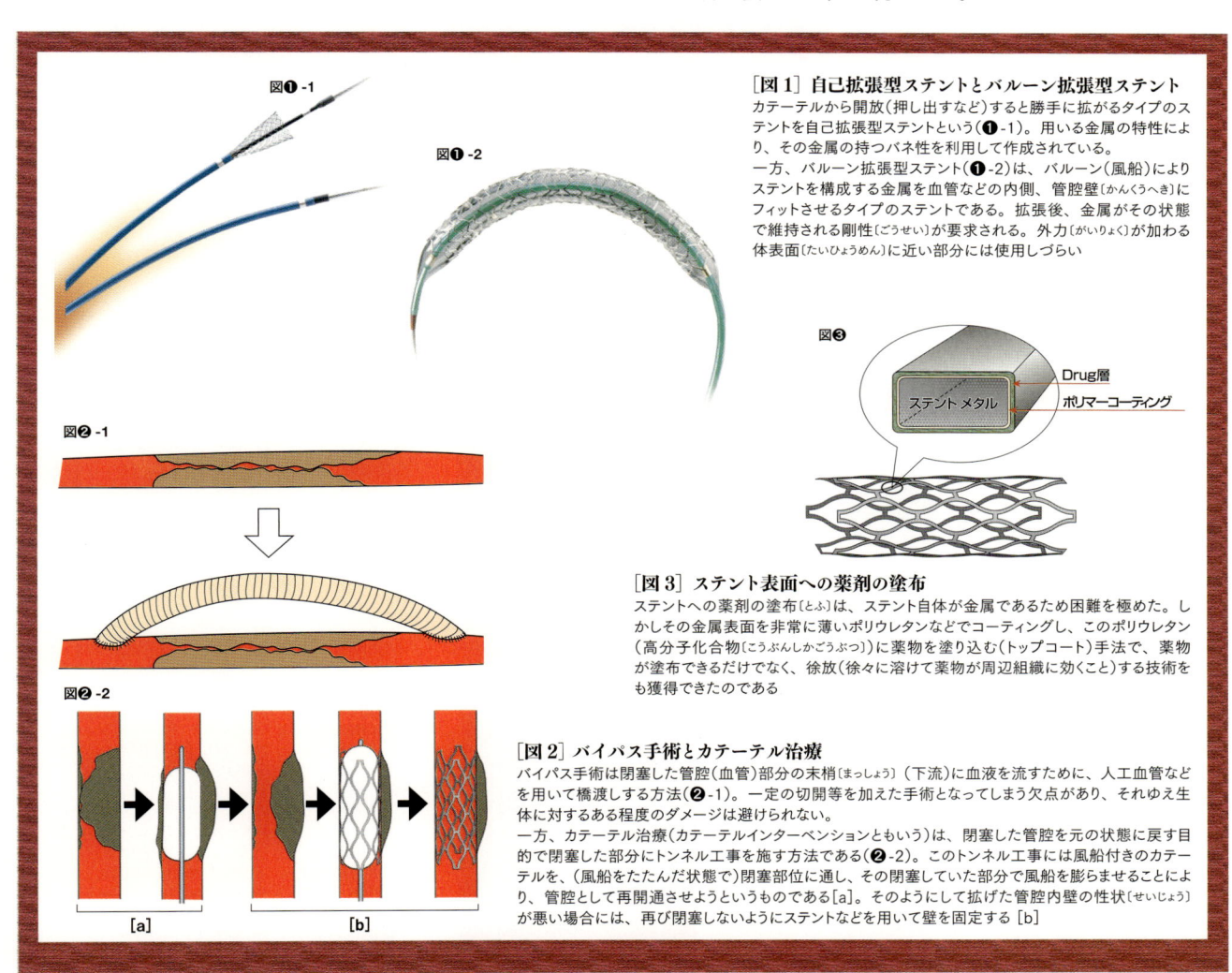

[図1] **自己拡張型ステントとバルーン拡張型ステント**
カテーテルから開放（押し出すなど）すると勝手に拡がるタイプのステントを自己拡張型ステントという（❶-1）。用いる金属の特性により、その金属の持つバネ性を利用して作成されている。
一方、バルーン拡張型ステント（❶-2）は、バルーン（風船）によりステントを構成する金属を血管などの内側、管腔壁にフィットさせるタイプのステントである。拡張後、金属がその状態で維持される剛性が要求される。外力が加わる体表面に近い部分には使用しづらい

[図3] **ステント表面への薬剤の塗布**
ステントへの薬剤の塗布は、ステント自体が金属であるため困難を極めた。しかしその金属表面を非常に薄いポリウレタンなどでコーティングし、このポリウレタン（高分子化合物）に薬物を塗り込む（トップコート）手法で、薬物が塗布できるだけでなく、徐放（徐々に溶けて薬物が周辺組織に効くこと）する技術をも獲得できたのである

[図2] **バイパス手術とカテーテル治療**
バイパス手術は閉塞した管腔（血管）部分の末梢（下流）に血液を流すために、人工血管などを用いて橋渡しする方法（❷-1）。一定の切開等を加えた手術となってしまう欠点があり、それゆえ生体に対するある程度のダメージは避けられない。
一方、カテーテル治療（カテーテルインターベンションともいう）は、閉塞した管腔を元の状態に戻す目的で閉塞した部分にトンネル工事を施す方法である（❷-2）。このトンネル工事には風船付きのカテーテルを、（風船をたたんだ状態で）閉塞部位に通し、その閉塞していた部分で風船を膨らませることにより、管腔として再開通させようというものである[a]。そのようにして拡げた管腔内壁の性状が悪い場合には、再び閉塞しないようにステントなどを用いて壁を固定する[b]

血管病の治療を変えるか!?
ドラッグステントの登場

「ステント」の語源は人名で、英国歯科医のステントが、歯の鋳型を作るための金属製の器具を開発したのが始まり、とされています。

素材としては医療用ステンレス（316Lステンレス）、ナイチノール（ニッケル・チタン合金＝形状記憶合金）、タンタル、コバルト合金などが用いられています。これらの金属素材を用いて網目状（メッシュ状）の筒を作り、小さくたたんで局所に運ぶのです。

使用する金属には、ある一定の特性が必要です。1）まず生体に適合すること——ステントは生体内に半永久的に留置しますので、拒絶反応やアレルギー反応を起こさないのが最低限必要です。もちろん、生体にとって毒性ある物は論外です。2）生体内で安定していること——溶けない、腐食しないことにより、ステントの金属としての性能を保つことができます。3）形成しやすいこと——その金属がステントとしての性能を十分に発揮するためのきまった形に形成しやすいことが工業的にも必要です。4）バネ性、剛性があること——その金属の特性により、ある一定以上の角度がつくとバネ性・剛性が発揮できなくなる場合もあります。

製法としては、金属製の筒をレーザーカットして形成したもの（図❹）、短いセルを連結したもの、ワイヤーを編んで形成したものなどがあります。

低浸襲な治療で血管の再狭窄を防ぐ

心臓を出た血液は全身を循環し、再び心臓に戻ります。心臓を含めた血管全体を循環器といい、ステントはこの循環器領域で大きな働きをしています。

中でも、狭心症や心筋梗塞、さらには大動脈瘤という病気に対して絶大な効果を発揮しています。

狭心症や心筋梗塞は、心臓の表面を網目状に覆う冠状動脈（血管の太さは太い部分でも2〜4mm）にコレステロールやカルシウムの"垢"がたまることで起きる病気です。少しの運動や階段を登った際に「胸が絞めつけられる」などの症状が見られれば狭心症が疑われます。狭心症を放置し心筋梗塞になると、胸が強く痛み、末期には不整脈や心不全を起こし死に至ります。

狭心症の治療は、狭窄を起こした冠状動脈に、体内の他部分の血管を用いて橋渡しを行う「バイパス手術（CABG;Coronary artery bypass grafting）」と、狭くなった血管を風船付きカテーテルを用いて修復する「カテーテルインターベーション（PCI;PTCAとも言う）」に大別されます。

バイパス手術は、もちろん切開が必要でかなり大がかりな手術となります。一方、カテーテルインターベンションは、切開することなしに手や足の付け根部分からカテーテルを挿入し治療しますから、体を傷つけず、体への負担も少ないのが特徴です。しかし、治療した部分が再び再狭窄しやすいのが欠点でした（施行

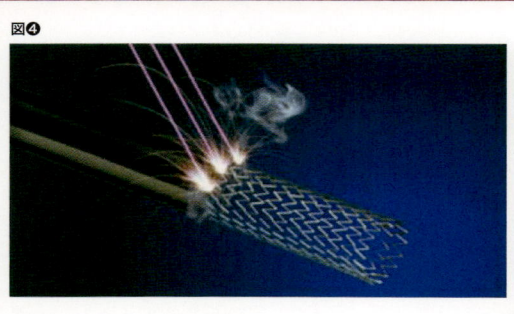

[図4] ステントの形状と製法
ステントを製法別にみると、ワイヤーを基礎に編み込んだり、曲げたりしてその形をつくるワイヤータイプと、金属管をある一定のパターンでレーザーカットして、これを作成するシリンジタイプの2種類に大別される。それぞれのタイプにおいて、自己拡張型とバルーン拡張型（❶-1、2参照）が存在する

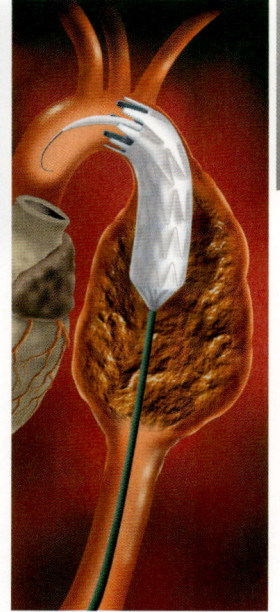

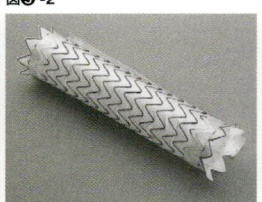

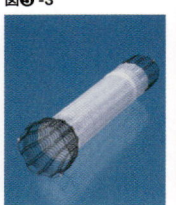

[図5] ステントグラフトの実際とカバードステントの違い
ステントグラフト（❺-1、2）は、大動脈瘤などの拡張性疾患に対し、これを治療するために作成されたステントと人工血管を組み合わせたもので、ステントは人工血管を正常径（けい）動脈壁に密着させるための固定用のバネとして用いられている。また、これを構成する材質は、人工血管として耐久性が高く、組織修復などを考慮に入れた材質で作成されている。
カバードステントについては、ステントグラフトとの明確な分類はないが、ステント元来の狭小管腔（かんくう）の拡張保持を目的としたもので、ステント間の隙間からのがんや肉芽（にくげ）の増生（ぞうせい）を防ぎ、管腔の再狭窄などをきたすことのないように、ステントの間隙（かんげき）部分をポリウレタン、シリコーン、PTFEなどでカバーしているものである。図❺-3は食道用のカバードステントである

後6カ月の再狭窄は35~40%）。

このPCI再狭窄予防のため、満を持して登場したのがステントです。しかし、結果はやや期待から外れたものでした。6カ月後の冠状動脈の再狭窄率は若干改善したものの、25%前後に留まりました。ステントを用いても局所（狭窄）の細胞増殖による再狭窄を完全には抑えきれなかったのです。

そこで、近年登場したのが薬剤溶出性ステント（Drug eluting stents;DES）です。ステントの金属表面に細胞増殖を抑制する薬を塗布し、その薬が除々に溶け出すことで局所での再狭窄の予防効果を高めるというものです。このDES登場の結果、冠状動脈の再狭窄率は5%以下／6カ月と劇的に低下しました。それゆえ冠状動脈領域で用いるステントはDESが主流となっています。

大動脈瘤は、大動脈が動脈硬化（動脈の老化現象）などを伴って劣化し、拡張・瘤化するものです。大きくなると破裂し、突然死しますので、ある一定以上の大きさになった場合、治療が必要です。通常は手術による血管置換術を行いますが、体にかかる負担が大きく、心臓手術より危険性が高いとさえ言われています。

この大動脈瘤を、カテーテルで治療するために開発されたのがステントグラフト（図❺）です。体に対する負担が少なく、高齢者をはじめ、脳梗塞や心臓病、呼吸器疾患などの持病を持った人にも比較的安全に治療できます。

がんによる器管狭窄への適用

循環器疾患とともに、ステントがよく使用される分野が、がん領域です。

ただし、その目的はがんの根本的治療ではありません。がんの増殖によって狭くなった管腔（気管支・食道・胆管）を拡げるために使用されるのを特徴とします。あくまで生活予後を改善するための治療と言ってよいでしょう。

しかし、ステントを挿入してがんの増殖を抑えようとしても、ステントの隙間からがん細胞が増殖し、すぐに狭窄、閉塞を起こす場合もあります。そこで、このステントの隙間を埋めるためダクロン、ポリウレタン、PTFE（フッ素系皮膜）、シリコーンなどの被膜でカバーしたステントが用いられるわけです。こうした被膜のステント（カバードステント）を挿入することで、いくぶん再狭窄の発生を遅らせることができます。

高まるステントの利用効果

ステントは現在、従来のその使用目的（狭窄部の拡張保持）を確実に果たすだけではなく、大動脈瘤治療の如く、人工血管の骨格として、また自己血管と人工血管の縫合の代用として応用されるに至っています。

またDESの如く、局所での薬剤の溶出が可能になったことにより、ステントをDrug derivery system（薬を局所に高濃度に集中させたい場合、その局所に薬を運ぶシステムのこと）の手段として使用しようとする研究も行われています。

また、金属を体内に留置することになるため、これを目印あるいはブースターとして用いて、ステントを標的となる病変部におき、外部から何らかの治療（放射線治療など）を施行することもできるのです。

本稿では、ステントを人工臓器のひとつとして記載しましたが、もちろん厳密な意味での人工臓器ではありません。しかし、将来的にはステントがホルモンやサイトカインなどを産生する装置にまで発達すれば立派な人工臓器になりえる医療機器です。

加藤雅明

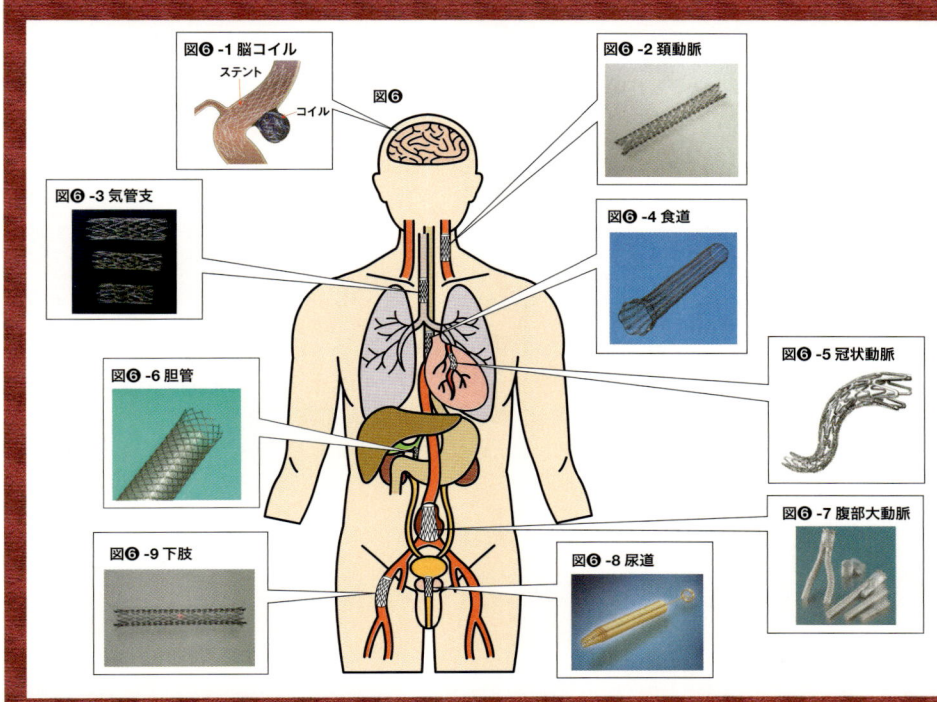

［図6］さまざまなステント
ステントは埋め込みデバイスとして、人工骨（人工関節などを含む）、ペースメーカーとともに三大マーケットを形成するまでに急成長した医療機器である。図は現在ステントが使用されている種々の血管、器官を示したもので、大多数のステントは狭窄部分の拡張とその保持に使用されている。
狭窄の発生機序〔きじょ〕は、血管における動脈硬化（内膜肥厚〔ひこう〕）やがんにおける細胞増殖が中心であるが、炎症後の瘢痕〔はんこん〕狭窄によるものもある。（瘢痕とは、ケロイド状に組織が変性隆起した状態をいう。）
これらの発生機序により、ステントの材質の選択や表面加工の方法は異なっている。さらにステントはカテーテルや内視鏡〔ないしきょう〕を用いて局所に運ぶ（デリバリー）ため、その限られた内腔の中を通っていく必要もあり、この制約の範囲内で設計・作成されている。最近話題となったことに、大腿〔だいたい〕動脈（太ももを走行する動脈）に使用するステントの破損およびそれによる血管の閉塞がある。これは、体動〔たいどう〕による血管の屈曲・伸展によってステントにもたらされる力が、私たちの想像を遙かに超えたものであることを意味している

代謝系人工臓器の役割　　　　　　　　　　　　text by 新里高弘

生体内の環境を整えるために

　人の生命活動の基礎は、グルコース（ブドウ糖）や脂肪を燃焼してエネルギーを産生し、これを利用してそれぞれの細胞がそれぞれに固有の機能を果たすことです。そのためには、正常にエネルギーが産生され、これを利用して細胞が正しく機能し、またそれらを可能とする良好な生体環境が維持されていなければなりません。
　このような人の生命活動の基礎的な機能を代行するのが代謝系人工臓器です。代謝系人工臓器には、人工膵島、人工腎臓、そして人工肝臓が含まれます。ここでは、これらの代謝系人工臓器をよりよく理解できるように、まず体内で常時生じている生命活動について説明します。

代謝系人工臓器

- 人工腎臓　装着型も夢ではない、バイオ人工腎臓　036
- 人工肝臓　"ミクロ肝臓"と呼ばれる肝細胞の集合体　040
- 人工膵島　皮下に埋め込んだ高感度センサー　044

●血糖値を調整するために

　私たちが摂取した炭水化物は腸で消化され、その素材であるグルコースにまで分解されてから吸収されます。吸収されたグルコースは血流に乗って体中の細胞に流れ着き、細胞膜を通過して細胞内に入り、エネルギーを産生する際の燃料として使われます。
　さて、グルコースが細胞膜を通過して細胞内に入っていくには、膵臓で産生され、血液中に放出されるインスリンが必要です。血流に乗って膵臓から体中の細胞に流れ着いたインスリンは、細胞膜を貫くグルコース専用のトンネルを開きます。したがって、膵臓のインスリン産生機能が低下してインスリンが不足すると、グルコースが細胞内に入ることができず、その結果、細胞内ではグルコースが欠乏し、細胞外ではグルコースがだぶつくようになります。この状態が糖尿病です。
　そこで、糖尿病をよりよくコントロールするために、細胞外のグルコースのだぶつき程度（指標として、血液中のグルコース濃度である血糖値を用います）に応じてインスリンの血液中への放出量を調節する人工膵島の開発が続けられています。人工膵島が実用化し普及すれば、たとえ糖尿病があっても普通に暮らしていけるようになるでしょう。

●代謝産物の蓄積を防ぐために

　私たちの体内で新陳代謝が行われる際には、私たちの体を形成している古いタンパク質が小さな窒素代謝産物に分解されます。このようにして生じた窒素代謝産物は水に溶けるという特徴を有しており、腎臓を介して尿に溶けた状態で速やかに体外に排泄されます。つまり、腎臓は、窒素代謝産物による生体内環境汚染を防ぐ体液浄化装置です。
　もし、腎臓の機能が廃絶すると（腎不全と呼びます）、タンパク質の分解により生じた窒素代謝産物が体内に蓄積し、そのような生体内環境汚染のために生命活動の源である様々な生体内化学反応、たとえば脂肪の燃焼やアミノ酸の代謝が障害されるようになります。
　したがって、腎不全では血液から窒素代謝産物を取り除く人工腎臓が使用されます。皆さんがよく耳にする血液透析は、人工腎臓のいくつかの形態のうちのひとつです。

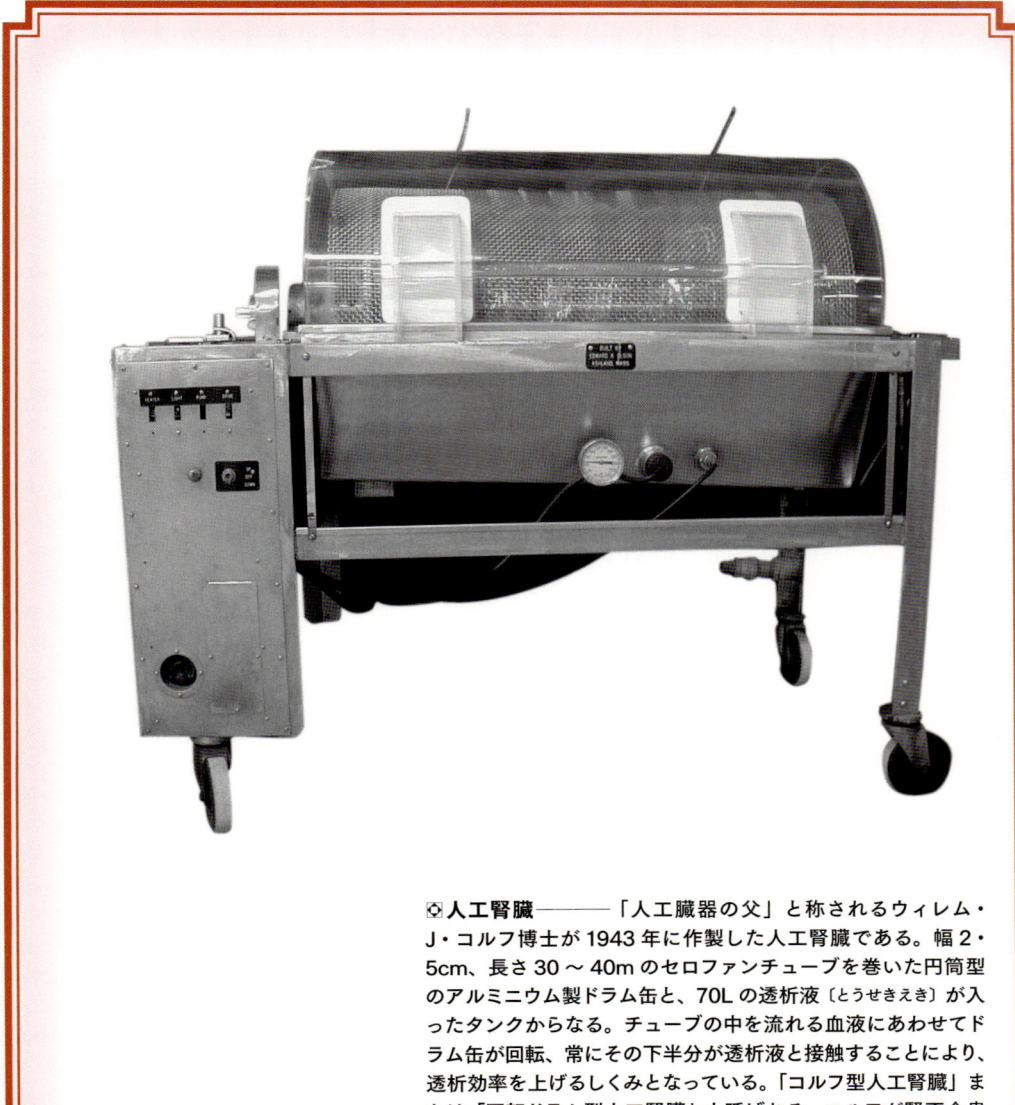

代謝系人工臓器

◎**人工腎臓**————「人工臓器の父」と称されるウィレム・J・コルフ博士が1943年に作製した人工腎臓である。幅2・5cm、長さ30〜40mのセロファンチューブを巻いた円筒型のアルミニウム製ドラム缶と、70Lの透析液〔とうせきえき〕が入ったタンクからなる。チューブの中を流れる血液にあわせてドラム缶が回転、常にその下半分が透析液と接触することにより、透析効率を上げるしくみとなっている。「コルフ型人工腎臓」または「回転ドラム型人工腎臓」と呼ばれる。コルフが腎不全患者に用い、その治療にはじめて成功すると、この後さまざまなタイプの人工腎臓が開発された

写真提供/International Center of Medical Technologies

●**有毒物質を無毒化するこころみ**

新陳代謝の結果生じた代謝産物の中には、水には溶けないものもあります。水に溶けない代謝産物は、血流に乗って身体中を巡回しているタンパク質と結合することにより、産生された場所から運び出されていきます。このようにしてタンパク質と結合し、体内を循環する非水溶性(ひすいようせい)代謝産物は、やがて肝臓で捕(と)えられ、タンパク質から引き離されて水に溶けるように加工され、そのうえで腸を経て便中に排泄されます。つまり、肝臓は非水溶性代謝産物を体外に排泄する体液浄化装置なのです。

さらに肝臓は、生体に必要な多くの物質を合成して血液中に放出(し)し、また血液中から余分な脂肪(ぼう)やその他の非水溶性物質を取り込み加工したうえで蓄え、あるいは無毒化しています。

したがって、肝臓の機能が廃絶すると（肝不全(かんふぜん)と呼びます）、多くの種類の物質が欠乏し、また非水溶性の有毒物質が体内に蓄積し、細胞活動、とくに脳細胞の活動が障害されるようになります。肝不全に対しては、ブタの生きた肝細胞が詰め込まれた人工肝臓が使用されます。人工肝臓には、肝不全の患者の血液から血球(けっきゅう)などの細胞を取り除いた血漿(けっしょう)部分を流します。

このように、代謝系人工臓器には最先端の技術が使われています。そして、代謝系人工臓器はこれからもさらに改良されていくものと思います。

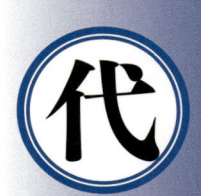

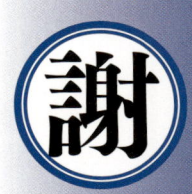

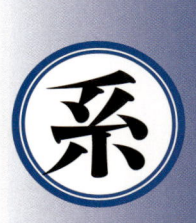

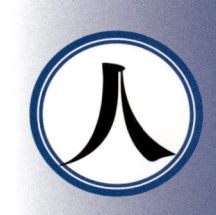

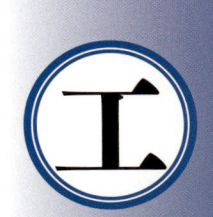

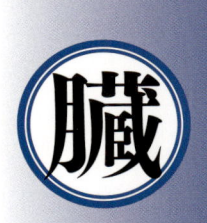

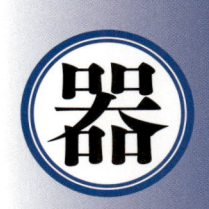

07 人工腎臓

装着型も夢ではない、バイオ人工腎臓

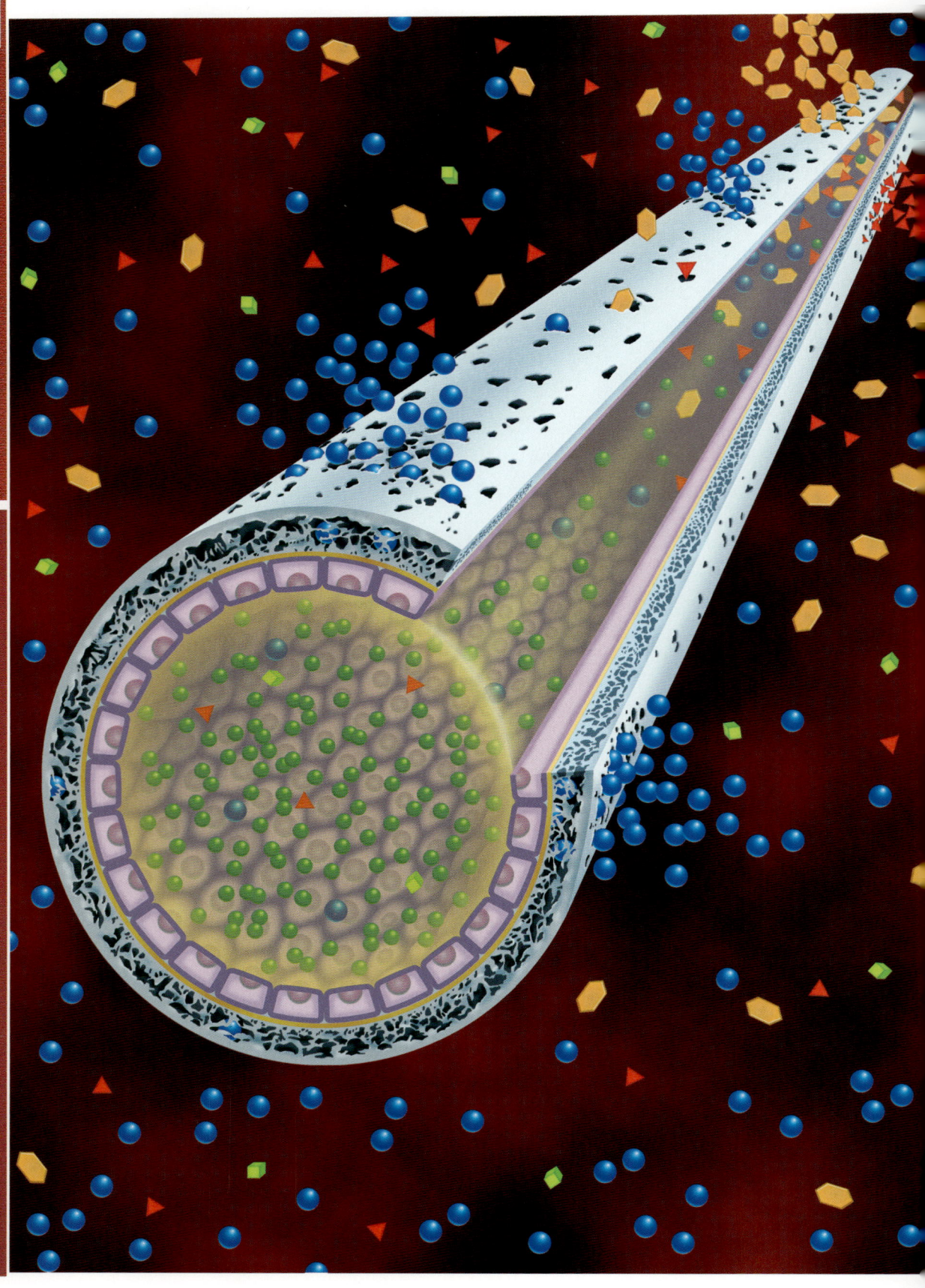

イラスト解説

私たちは毎日元気に生活するために食事や飲み物をとる。これらは消化管で吸収され、血流に乗り必要な組織に運ばれる。細胞の中では必要なものを取り込み、細胞の活動を維持する。その時、不要なものを排泄する。

腎臓の機能とは、細胞活動によっていらなくなった代謝産物（老廃物）を血液の中から濾しとり、さらには濃縮して体の外に排泄することだ。それでは、1日どのくらいの量の老廃物が腎臓で排泄されるのだろうか。答えはいたって簡単で、ほぼ摂取量と同じ量と考えて良い。水なら1から1.5L、塩分は10g、タンパク質60gは10gの窒素として排泄される。ナトリウムイオン Na^+、カリウムイオン K^+ といった電解質や血液や体液のpHを変化させる水素イオン、プロトン H^+ も24時間休みなく排泄される。これを"恒常性の維持"と呼び、重要な腎臓の機能である。

腎臓の機能が悪くなるとは、すなわち恒常性を維持できなくなるということである。水が蓄積すると、心臓や肺に負担をかけるし、H^+ が蓄積すると血液や体液は正常範囲（pH7.35～7.45）から酸性に傾く。尿に排泄されるべき老廃物の蓄積は、尿毒症という生命にとって極めて危機的な事態を引き起こす。

機能をまったく失ってしまった腎臓に代わって、血液中から老廃物を取り除き恒常性の維持に努める治療を"血液透析"と言う。血液透析は、血液をろ過し、必要なものを再吸収する生体の腎臓とは原理を異にするが、30年以上もこの療法で日常生活を営んでいる例も多くある。

この血液透析（装置）のなかで最も中心的な役割を果たすのがダイアライザー（血液透析器）である。ダイアライザーの内部には直径0.2㎜の細い糸（内部は空洞なので中空糸と呼ぶ）が約1万本束ねられ、糸の内側に血液が、外側にはほぼヒトの血液に近く成分調整された水（透析液）が流れる。

血液透析の老廃物除去のしくみについては図1に譲ることにして、左のイラストを見てもらいたい。生体の腎臓に近い機能を持たせた次世代の人工腎臓、バイオ人工腎臓が老廃物を濃縮していく過程を描いたものである。

バイオ人工腎臓は人工糸球体とバイオ人工尿細管から成るが、イラストはバイオ人工尿細管での水（青い玉）やグルコース（亀甲状の小片）、ナトリウム（三角）の「再吸収」を行っている場面である。それらの物質の移動はいわば能動的に行われるのだが、その移動に大きな役割を果たしているのが中空糸内を覆った尿細管上皮細胞なのである。

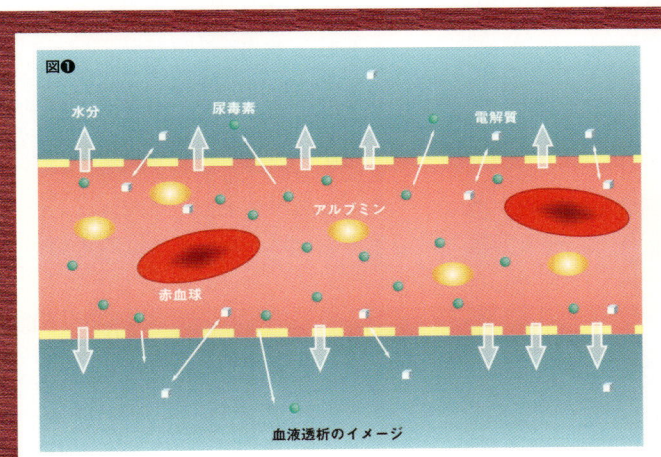

[図1] 血液透析の原理

血液透析の原理を理解するうえでまず必要なのは、中空糸はその壁面に無数の孔〔あな〕（直径30Å；1Åは100万分の1mm）の開いた膜であるということである。中空糸がチューブ状の膜であることが理解できたなら、つぎに膜に開いた孔を介〔かい〕して物質の移動が起こるとした半透膜の原理を思い起こしてほしい。孔のサイズによって通り抜けられる分子の大きさは決まり、濃度の高いほうから低いほうへと物質の移動が行われるのである。血液透析の場合、中空糸（膜）の内側に血液、外側に透析液を流すので、中空糸の内から外へ、すなわち透析液中に血液中の老廃物（尿素〔にょうそ〕、尿酸、クレアチニン）や過剰な塩分が排出される。不足した塩分はまた透析液から補われる。なお、水の除去には中空糸の内側の圧力を高めることで行われる

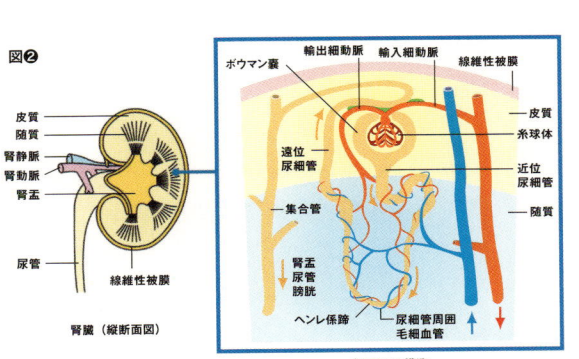

[図2] 糸球体と尿細管の働き──尿の生成過程──

腎臓には毎分約1250mlの血液が流れ込む。細い血管が糸まりのように巻く糸球体では、血球を除いた血漿〔けっしょう〕が濾過され125ml/分の原尿〔げんにょう〕がつくられる。原尿の水分の99％および体に必要な溶質〔ようしつ〕は尿細管を通る間に──矢印方向に進むうちに──再吸収されるため、最終的に尿として濃縮、排泄されるのは約1ml/分でしかない

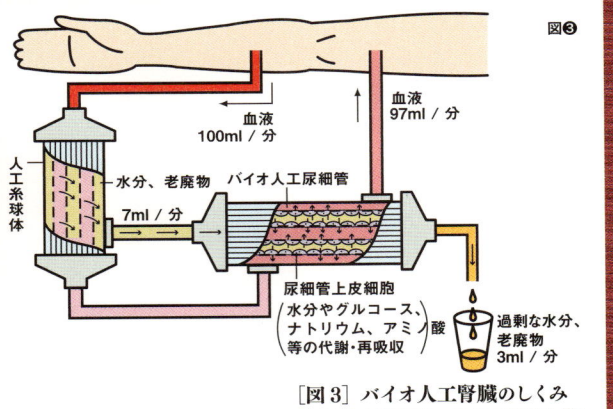

[図3] バイオ人工腎臓のしくみ

バイオ人工腎臓は、生体の機能を模した構造となっている。まず血液（毎分約100ml流入）は、人工糸球体部でポリスルホンなどを材料とした膜によって血球成分と7ml/分の血液ろ過液に分離される。この際、血液側の水分が中空糸の外側に移動するのに伴って水分や老廃物が除去される。ポリスルホン膜はろ過する能力が大きく、僅かな圧力差でも血液ろ過液を作ることができる。次に、人工尿細管部で今度は水やグルコース、ナトリウムなどが再吸収される。その結果、老廃物は過剰な水分とともに約3ml/分の速さで濃縮、廃棄される。他方、再吸収された水やグルコース、ナトリウムは、最初に分離された血球成分とともに体内に戻される

24時間尿がつくれる次世代人工腎臓

血液透析は1回約4時間の治療を週3回行うことで、尿の出なくなった患者の体液の恒常性を維持しています。私たちの腎臓は24時間営業なのですが、尿の出なくなった透析患者の腎臓は週12時間しか営業していません。透析終了から次の透析までの52時間は、代謝産物や水が徐々に蓄積して行くことになり、決して満足のゆく治療法ではありません。

もう1つ、血液透析と生体腎臓の相違点は、その老廃物除去の原理的な違いです。原尿を1日180L生成し、その中の99%の水分を再吸収し、老廃物を濃縮、プロトンを分泌する生体腎臓機能はやはり、濃度差や分子量の大きさのみで物質を除去する血液透析の原理（図❹）とは患者に対する影響が異なります。

現行の血液透析の問題点をもう一度整理してみましょう。1）間歇的であり、心血管系に与える影響が大きい、2）1週間に3回病院で約4時間の治療を受けなければならない、3）生体腎と血液透析の原理の違いによる不完全な恒常性維持、4）食事や水分摂取への厳しい制限、などが考えられます。これにより、透析年数が長くなれば、さまざまな合併症を伴うことになるのです。

そこで、次世代の人工腎臓として、通院せずに24時間血液のろ過が行えて、しかもより生体の腎臓機能に近い人工腎臓が求められています。この基本的な考えはかなり以前からありました。血液透析の原理が濃度差のみに依存する方法であり、血液ろ過→原尿再吸収＋分泌という生体腎臓の機能と異なることを臨床医も研究者も十分わかっていたからです。

ただし、人工物で生体腎臓、特に再吸収と分泌を行うとなると困難な問題が山積しており断念せざるをえませんでした。その一例としては、装着型人工腎臓、埋め込み型人工腎臓として今から25年も前に行われた研究があります。血液ろ過液を活性炭やイオン交換樹脂といった吸着カラムに灌流した後、血液中に戻すという試みは、当時、窒素代謝産物で最も量の多い尿素を除去できる吸着剤が開発できなかったことを理由に断念されました。

バイオ人工腎臓の「ろ過−再吸収−分泌」のしくみ

ろ過−再吸収−分泌型人工腎臓の基本概念と、細胞操作技術を結集したものが「バイオ人工腎臓」です。バイオ人工腎臓は大きく分けて2つの部分から構成されています。1つは糸球体を人工的に模倣した血液ろ過装置で、連続的に血液をろ過する性能が課せられる部分です。

ヒトの糸球体では細い血管の中を血液が流れ、血管内と外の圧力差で連続的なろ過が行われています。血球成分や大きなタンパク質はろ液中には出てきません。もちろん、血液は血管内を流れていますので凝固することもありません。一方、バイオ人工腎臓の人工糸球体部は、ポリスルホンのような人工的な膜を用いて

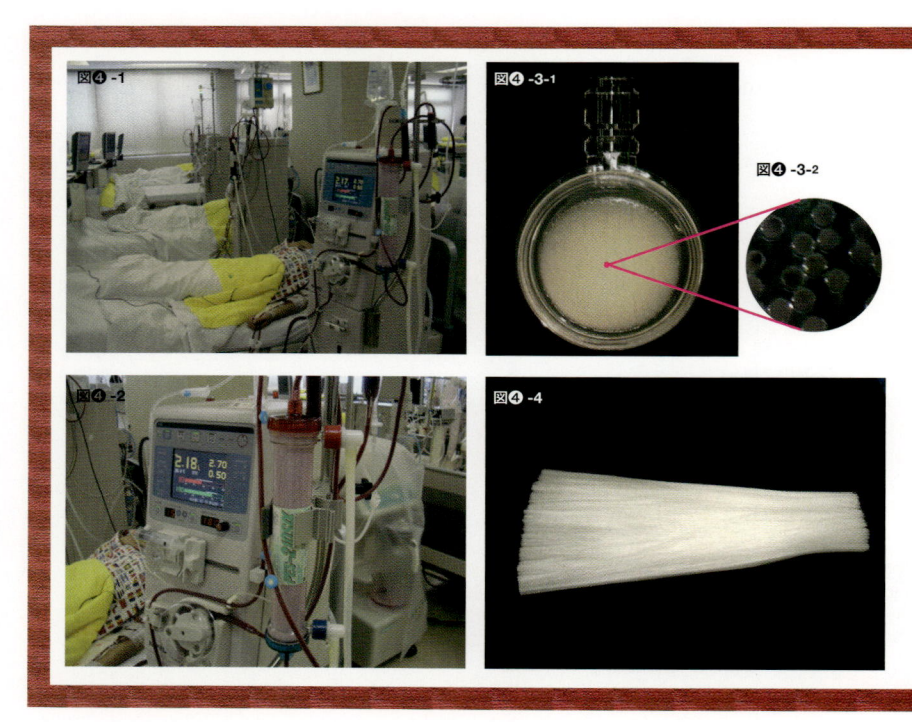

[図4] 血液透析
血液透析治療では、血液をチューブを通じて体外の人工腎臓に流し、老廃物を取り除いたうえで体内に戻す。人工腎臓は、写真のように血液を安全に体外に循環するための装置や、透析液を作成する装置などから成り立っている（❹-1、2）。人工腎臓の進歩は、ダイアライザーと呼ばれる装置の中の中空糸（膜）の開発とその改良に多くを負っていた（❹-3、4）。半透膜の原理（拡散〔かくさん〕と浸透〔しんとう〕）によって老廃物を取り除くためには、まず残したい物質の大きさ（分子量）を測り、つぎに取り除きたい物質の分子の大きさにあわせて中空糸上の孔を設計する必要があった。今では孔の大きさをある程度自在にコントロールできるようになったものの、血液透析治療には多くの水（1回の治療につき透析液を120～150L）を必要とすることが治療としてのひとつの限界ともなっている。治療施設の大きな機械の横に寝かされている状態から、装着して治療するためには透析液不要とする必要がある。また、ビタミンDを活性化して食事中のカルシウムを吸収するのに尿細管上皮細胞が必要となる。バイオ人工腎臓においてはこうした代謝機能の代行も可能としている

いるので、少量ですが抗凝固剤を用いなくてはなりません。

もう1つはバイオ人工尿細管部分です。バイオ尿細管部分には尿細管上皮細胞を中空糸内に一層に敷き詰めたものを作成し、生体の尿細管上皮細胞と同じように水分や必要な物質の再吸収を行うことを目指しています。バイオ人工腎臓の中枢部といっても過言ではありません。様々な試行錯誤の結果、現在では内径約200μmの中空糸の内面に尿細管上皮細胞を一層に培養することが可能となりました。

単層でなければならない尿細管上皮細胞層

生体を構成している細胞は主に接着細胞といって、細胞の足場となる基底膜と接着しなければ本来の細胞機能を発揮できないグループと、浮遊細胞といって血液や体液中に分散して働くグループに分かれます。浮遊細胞は赤血球、白血球、血小板といった血球です。それ以外が接着細胞となります。したがって、尿細管上皮細胞も足場となる材料が必要です。

この足場の材料を選択することが、その後の尿細管上皮細胞の増殖や機能発現を左右するといっても過言ではありません。物質や水の移動も自由にできなくてはなりませんので、セルロースアセテート、ポリイミド、エチレンビニルアルコール共重合体といったろ過や透析用膜材料が試されました。いかに細胞が接着し、その後増殖し一層の尿細管上皮細胞層を形成するかということです。

うまく育った細胞層は特有の微絨毛を管腔側に形成します。また、隣接する細胞との間にもしっかり細胞間結合を形成します。それにより、管腔側と基底膜側が仕切られたことになります。これを細胞の"極性形成"と言います。

生体の腎臓では、尿細管上皮細胞により尿細管全体が覆われると、それ以上細胞が増殖しなくなり単層が保たれます。また、尿細管上皮細胞の管腔側にはグルコース（ブドウ糖）を細胞内に取り込む輸送タンパクが、基底膜側には取り込んだグルコースを細胞の外へ出す輸送タンパクがそれぞれあり、これによって内側から外側へと物質移動が行われています。

微絨毛が形成され、形態的に遜色ない培養細胞単層ができたとしても、その機能が不十分であるとバイオ尿細管として用いることはできません。では、どのような機能が必要なのでしょうか。

複雑な輸送タンパクの働き

原尿にろ過された水分は99％、グルコースでは100％再吸収されます。一方、窒素代謝産物は再吸収されません。つまり、尿細管上皮細胞層を介する物質の移動は"能動的"であって"受動的"でないということです。

受動的とは濃度差による拡散移動を指します。能動輸送とはチャネルや輸送タンパクによるその物質特有の運搬を指します。例えば、水の輸送にはアクアポリンというチャネルが関与します。グルコースの輸送にはナトリウム－グルコース共輸送体や促進型グルコース輸送体がそれぞれ管腔側、基底膜側細胞膜上に発現していなければなりません（図❺）。

現在すすめられている研究は、このような細胞機能がどのくらい長期間にわたり温存できるかということをひとつひとつ確認しながら、「バイオ人工腎臓」の完成を目指しています。夢の人工腎臓実現も、そんなに遠い話ではなさそうです。

斎藤　明

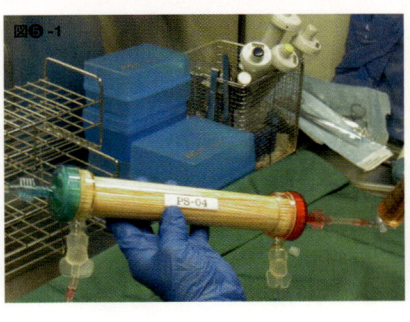

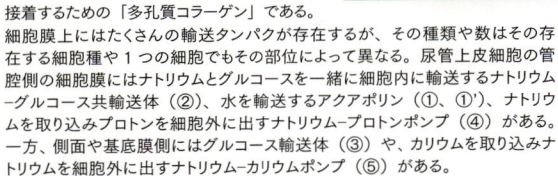

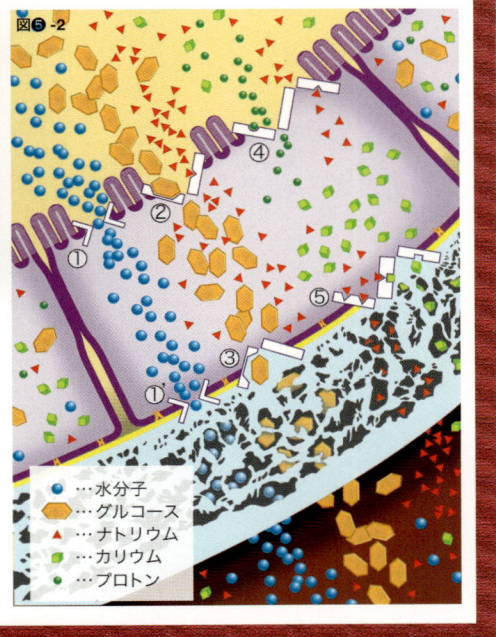

[図5] 輸送タンパクの働き
❺-1の写真は人工尿細管装置内の中空糸に尿細管上皮細胞を注入しているところである。1時間おきに90度回転させ、都合4回細胞を注入、播種〔はしゅ〕する。❺-2は中空糸内に形成された尿細管上皮細胞層の断面図である。Uの字を逆さにしたような形の微絨毛の見えるほうが管腔側（人工糸球体で濾されたろ液すなわち原尿が流れる側）であり、その下の厚い多孔質の層に接した面が基底膜側である。多孔質層は中空糸の壁〔断〕面を表し、基底膜とのあいだの黄色の層は尿細管上皮細胞を中空糸に接着するための「多孔質コラーゲン」である。
細胞膜上にはたくさんの輸送タンパクが存在するが、その種類や数はその存在する細胞種や1つの細胞でもその部位によって異なる。尿管上皮細胞の管腔側の細胞膜にはナトリウムとグルコースを一緒に細胞内に輸送するナトリウム－グルコース共輸送体（②）、水を輸送するアクアポリン（①、①'）、ナトリウムを取り込みプロトンを細胞外に出すナトリウム－プロトンポンプ（④）がある。一方、側面や基底膜側にはグルコース輸送体（③）や、カリウムを取り込みナトリウムを細胞外に出すナトリウム－カリウムポンプ（⑤）がある。
これら輸送タンパクの働きによって、近位〔きんい〕尿細管では水分の66％、遠位〔えんい〕尿細管も含めると99％、グルコースでは100％が血液中に戻される。一方、老廃物は再吸収されないため管腔内ではそれらの濃縮が進み、尿が生成される。このような複雑な機構が実際の尿細管上皮細胞では行われている。人工的な材料の上に生育した培養細胞が100％力を発揮すれば、生体腎に一歩近づいた尿を作ることができると考えられている

・・・水分子
・・・グルコース
・・・ナトリウム
・・・カリウム
・・・プロトン

08 人工肝臓

"ミクロ肝臓"と呼ばれる肝細胞の集合体

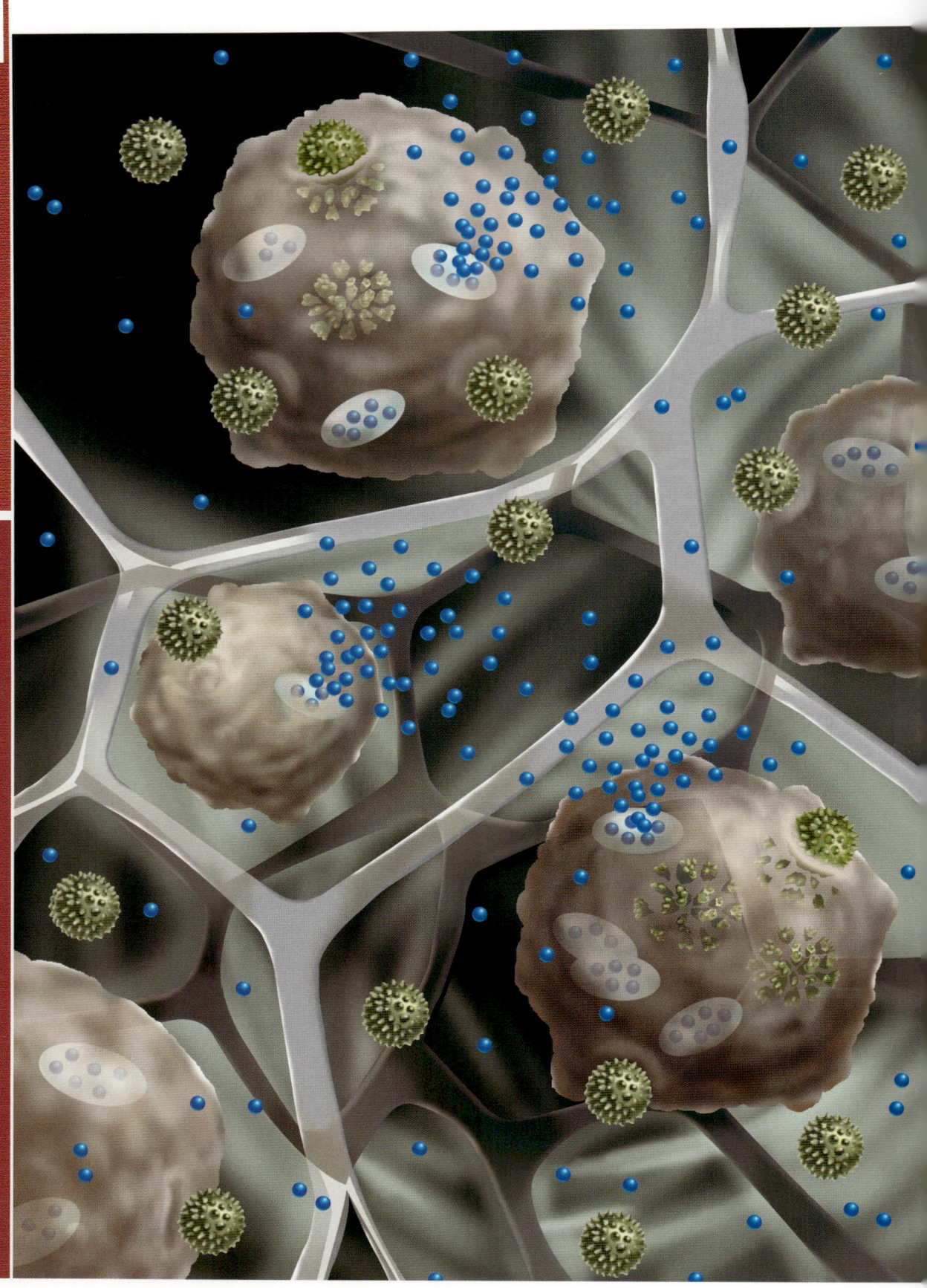

イラスト解説

　イラストは、円筒形をしたスポンジ状ポリウレタン発泡体の孔内で形成されたブタの肝細胞の凝集体である。およそ数百個程度の肝細胞が凝集したこの集合体は、"ミクロ肝臓"と呼ばれる。ミクロ肝臓はポリウレタン発泡体の孔ひとつにつきおよそ1個が孔のどこかに付着して固定化されている。この結果、全部で数千万個以上のミクロ肝臓がポリウレタン発泡体内に高密度に固定化され、培養される。

　肝臓は、よく生体の「化学工場」といわれる。私たちが酒や体に悪い物質を取った時に、それを無毒な物質に変えたり、食事で取り入れた栄養素を貯蔵したり、体に必要なビタミンやホルモンを合成・分解したり…と、例を挙げるときりがないほど、非常に複雑な「代謝」という機能を果たしている——これまで様々な人工肝臓が試みられたが、残念ながら現在の技術では、こうした機能を完全に代行できる人工肝臓をつくるのは困難な状況である。

　そこで期待されているのが「ミクロ肝臓」のような培養された肝細胞を用いた人工肝臓だ。この新しい人工肝臓では、「代謝」機能をミクロ肝臓に担ってもらうことで、人工的には困難といわれてきた肝臓の機能の肩代わりを目指している。すでに有害物質の除去や有用な物質の産生など、いくつかの主要な代謝機能については優れた効果が示されている。イラストでも有害物質（突起がついた粒）を吸収・分解し、有用物質や不要物（青色の粒；いずれもイメージ）を排出している様子がわかるだろう。

　ミクロ肝臓を利用した人工肝臓は、これまでにない高性能なものになる可能性を秘めている。しかしながら生体肝臓の機能を完全に肩代わりするためには、より高性能な、すなわちより生体肝臓に近いミクロ肝臓をつくる必要がある。

　生体の肝臓は、数十マイクロメートルの血管（毛細血管網）が緻密に張り巡らされ、細胞はすぐ側の血管から酸素や栄養素を受け取ることができる（図❻参照）。これに対しミクロ肝臓を利用した人工肝臓では、生体の肝臓内の大きめの血管をイメージしてポリウレタン発泡体に細い管（直径1.5mm）を多数開けることにより、ミクロ肝臓の表面までは酸素や栄養素を届けることができる（図❹参照）。

　しかしながら、ミクロ肝臓は内部に血管構造を持っていない。今のつくりのまま肝細胞を集めてミクロ肝臓を今以上に大きくしても、その中心部まで酸素や栄養素は届かず、結局、内部の細胞は死んでしまう。すなわち、生体内に近いものとするためには、ミクロ肝臓内部に酸素などを運ぶ血管をつくることが不可欠になるのである。

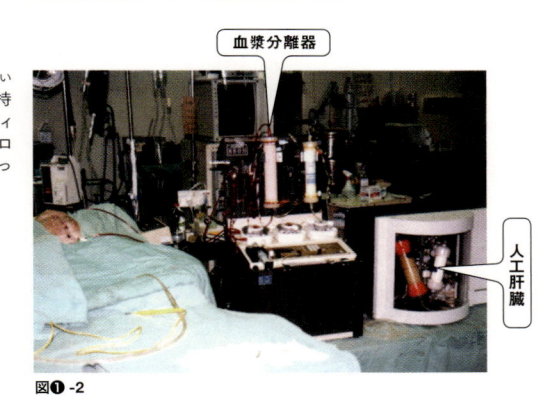

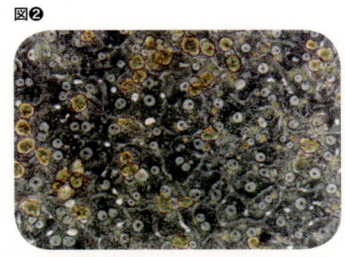

図1　人工肝臓模式図

人工肝臓は、体の中の肝臓が再生し元通りになるまで、あるいは肝移植（かんいしょく）のドナーが現れるまでの期間、肝臓の機能を補助し、患者の生命を維持するのを目的としている。装置自体は、血漿〔けっしょう〕分離器、人工肝臓、フィルターなどから成り、体外に置かれる（❶-1、2）。下の写真（❶-3）は、ミクロ肝臓を充填〔じゅうてん〕する、特殊なポリウレタン発泡体が入った容器を手にもったところである

［図2］培養皿上に単層で平面上に広がって発育した肝細胞

動物の肝細胞もヒトの肝細胞と同じ機能を持っている。細胞培養技術の進歩により、肝細胞だけを取り出し、それを用いた人工肝臓をつくることも可能となった。写真は、培養皿上に単層で平面上に広がって発育したブタの肝細胞である。しかし、単層培養された細胞の機能維持はわずかに2日間程度であり、そこでより生体の構造にならったものをと、肝細胞を何層か重ねた立体の集合体をつくる試みが行われた

求められる救命率の向上と機能維持期間の延長

肝臓は、よく「化学工場」にたとえられます。常に、500種類以上もの複雑な化学反応を行っているからです。体に有害な物質を無毒な物質に変える、食事で取り入れた栄養素を貯蔵する、体に必要なビタミンやホルモンを合成・分解するなど、その役割は多種多彩。現代の化学プラント技術をもってしても、肝臓の機能を再現するには、東京都全域分を超える工場敷地が必要といわれます。

それだけに、これらの機能を完全に代替する人工肝臓の発明は、まだ不可能に近い状況にあります。ただし、幸いなことに肝臓は7割程度を切り取っても、1、2カ月のうちにもとの大きさに戻るという再生力の強い臓器です。ですから人工肝臓は、肝臓病を患った患者の肝臓が再生するまでの間、機能を代替することを目的としています。

肝臓の再生を促進する物質とは

一時的な代替とはいえ、肝臓の機能は複雑です。初期の頃は、血液中から有害な物質を取り除くという肝臓の役割に着目し、人工的な材料を使っての有害物質の除去が試みられました。1950年代には、人工腎臓を使って肝臓病患者の血液を浄化する治療（透析治療）が、続いて、物を吸い付ける性質のある活性炭に血液を通す方法（活性炭吸着）も実施されました。しかし、肝臓が本来担っている、体に必要なアミノ酸などの濃度バランスの調整はできず、救命までには至らなかったのです。

そこで、患者の血液から、液体部分（血漿）を分離して除去し、健康な人の血漿と交換する治療法（血漿交換）が登場します。現在でもこの方法は、日本において透析や活性炭吸着と組み合わせて行われていますが、肝心の救命率は30〜40%程度です。なぜかというと、有害物質は組織や細胞の中にも存在し、血漿交換を行っても、血液が全身をめぐるうちにそれらが混入してしまうからです。さらに、血漿を捨てることで、そこに含まれる肝臓の再生を促

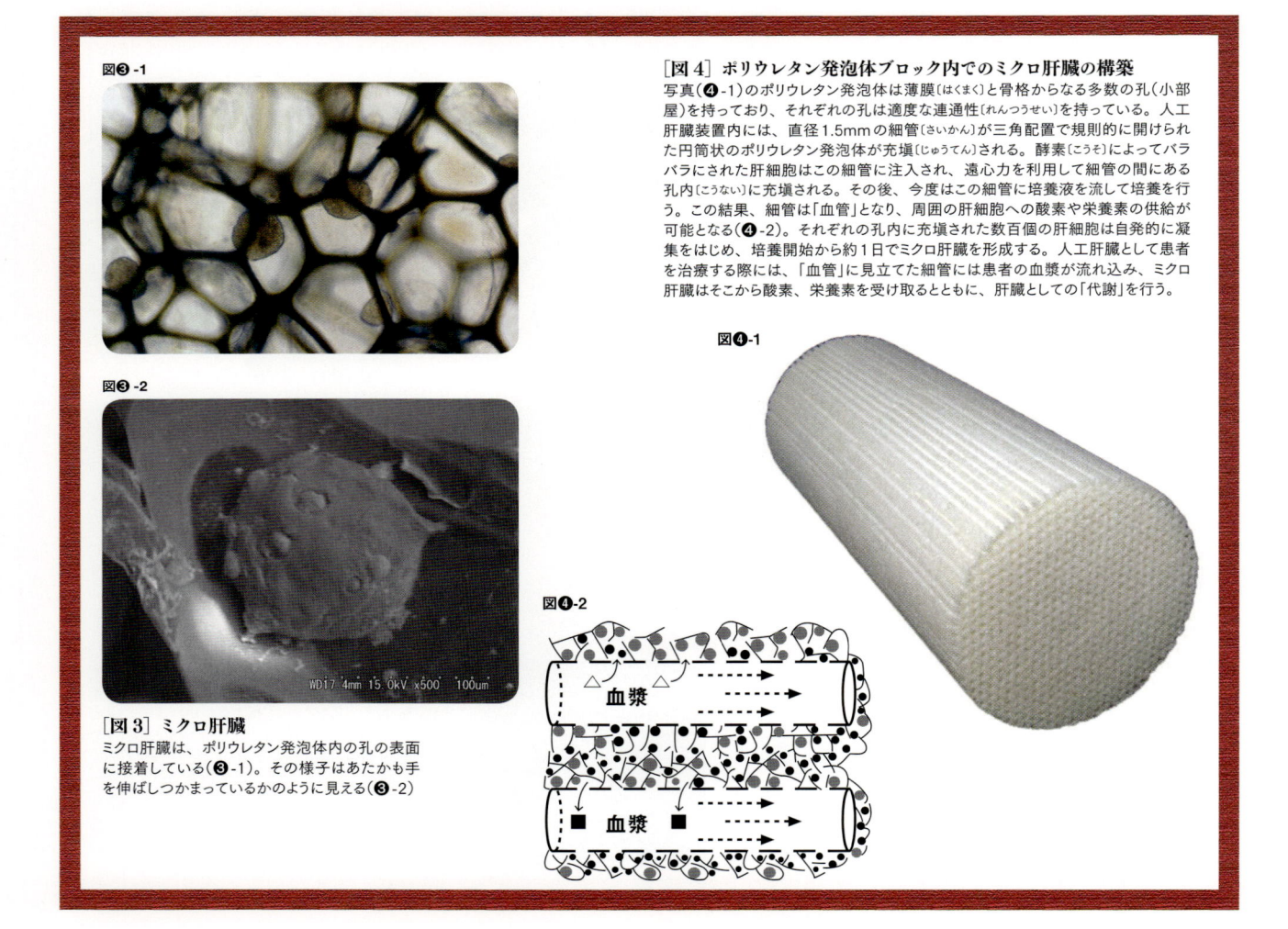

[図3] ミクロ肝臓
ミクロ肝臓は、ポリウレタン発泡体内の孔の表面に接着している（❸-1）。その様子はあたかも手を伸ばしつかまっているかのように見える（❸-2）

[図4] ポリウレタン発泡体ブロック内でのミクロ肝臓の構築
写真（❹-1）のポリウレタン発泡体は薄膜（はくまく）と骨格からなる多数の孔（小部屋）を持っており、それぞれの孔は適度な連通性（れんつうせい）を持っている。人工肝臓装置内には、直径1.5mmの細管（さいかん）が三角配置で規則的に開けられた円筒状のポリウレタン発泡体が充填（じゅうてん）される。酵素（こうそ）によってバラバラにされた肝細胞はこの細管に注入され、遠心力を利用して細管の間にある孔内（こうない）に充填される。その後、今度はこの細管に培養液を流して培養を行う。この結果、細管は「血管」となり、周囲の肝細胞への酸素や栄養素の供給が可能となる（❹-2）。それぞれの孔内に充填された数百個の肝細胞は自発的に凝集をはじめ、培養開始から約1日でミクロ肝臓を形成する。人工肝臓として患者を治療する際には、「血管」に見立てた細管には患者の血漿が流れ込み、ミクロ肝臓はそこから酸素、栄養素を受け取るとともに、肝臓としての「代謝」を行う。

進する物質が失われてしまう可能性も指摘されています。

バイオ人工肝臓の登場

物理化学的な人工肝臓が行き詰まる一方、本物の肝臓を使うというバイオ人工肝臓による治療法が研究され始めていました。砕いたりスライスした肝臓を容器に入れ、そこに血液を流す方法や、イヌ、ウシ、ブタ、ヒヒなどの動物から取り出した肝臓を、ヒトにそのまま用いる方法です。

肝臓を丸ごと用いる方法は、血液の性質がヒトに近いヒヒを用いた場合、当時の人工肝臓より救命率は良好でしたが、ヒトの血液が異種である動物の肝臓に対し強い免疫反応(めんえきはんのう)を起こす欠点がありました。そのために、強力な免疫抑制剤や、ヒトの遺伝子を導入したブタの開発が進められてきました。しかしながら、最近ではこうした動物組織を用いた治療に対し、慎重な態度をとる人たちが増えています。未知のウイルス感染による新たな病気の発生の危険性について、現在もまだ議論されている最中です。

肝細胞の培養とミクロ肝臓

技術の進歩とともに、生体の肝臓を利用する別のアプローチも試みられています。動物の肝臓に直接ヒトの血液を流すと免疫反応で血管が詰まってしまうという問題を、血管は使わず、細胞培養技術によって肝細胞だけを取り出し利用する方法です。

この方法での課題は、体外に取り出した細胞の機能をいかに長く維持するかです。最初の頃は、肝細胞の足場となるコラーゲンを、培養皿などの表面にコーティングし、その上で細胞を培養する方法が用いられていました。肝細胞は、その上で平面状(単層)に発育します。

直径0.2mm程のビーズの表面で肝細胞を培養し、それらをストロー状の管(中空糸)の外側に詰め込んで、中空糸の内側に患者の血液を通すバイオ肝臓は、現在までに85例の患者に適用され、救命率71%という成績を残しています。ただし、機能が保てるのは2日間程度。生体の肝細胞は、通常は何層にも重なって立体状となっているため、単層の肝細胞では限界があるのです。

そこで、肝細胞の立体化した集合体を培養する取り組みも実施されています。イラストの「ミクロ肝臓」が、その一例です。ミクロ肝臓は、生体の肝細胞と同様に、丸みのある立方体の形状を取っています(図❸)。細胞ひとつひとつの機能はもとより、隣り合った細胞同士の連携プレーも見られます。これによって、その機能の維持期間も2週間程度にまで延びています。

水本　博／船津和守／梶原稔尚

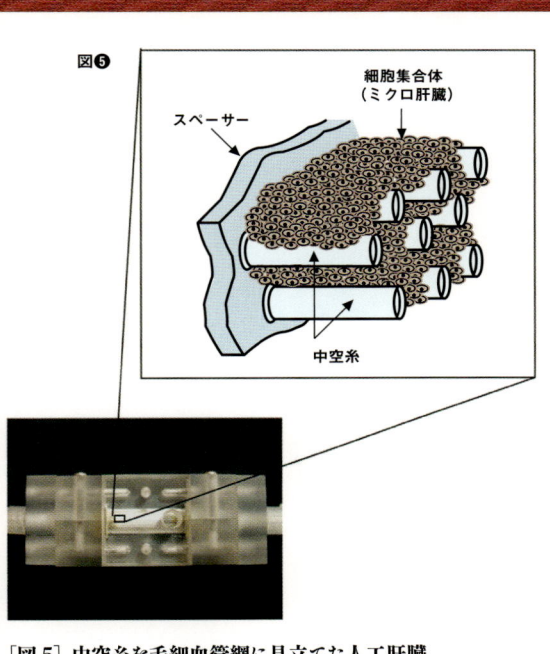

[図5] 中空糸を毛細血管網に見立てた人工肝臓
最近の研究で、人工肝臓内に充填するミクロ肝臓(肝細胞の凝集体)の厚みを直径約0.15mm(細胞5〜8層程度)以下で制御すると内部の細胞も死なないということがわかった。そこで、板(スペーサー)上に、中空糸を0.15mm以下の間隔で規則的に配置し、その間に肝細胞を充填・凝集させることでミクロ肝臓の厚みを0.15mm以下に調整する方法が考えられた。
生体の肝臓と比較すると、毛細血管網に見立てた中空糸のサイズ(内径0.3mm)は、それでも生体より1桁大きくなってしまう。しかし、現時点では最も生体の肝臓に類似した人工肝臓といえ、培養実験でも、5ヵ月以上の細胞の機能維持がたしかめられている

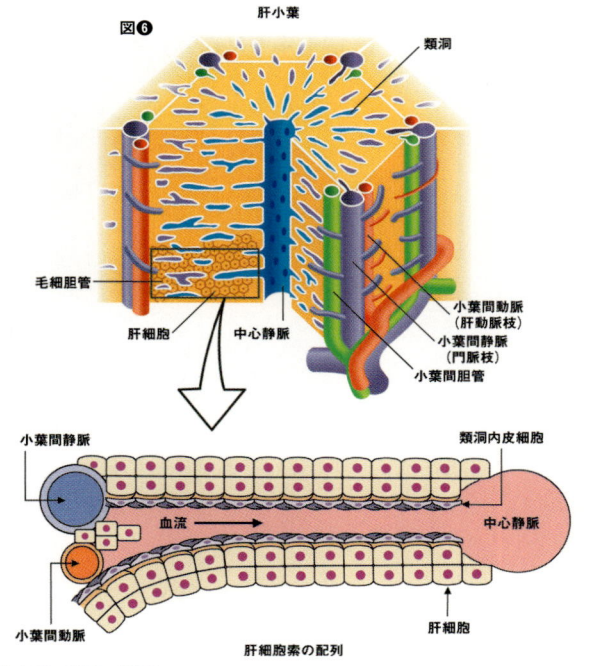

[図6] 肝臓の構造
肝臓は約50万個の肝小葉と呼ばれる構造から構成され、肝小葉(かんしょうよう)はさらに約50万個の細胞から構成されている。肝小葉は直径約1mmの多面体であり、周辺部には栄養素を多く含む血管が通る小葉間(かん)静脈と豊富な酸素を含む血液が通る小葉間動脈が存在し、それらが肝小葉の中心部にある中心静脈に向かって類洞(るいどう)と呼ばれる毛細血管を形成している。肝細胞はその類洞に沿って1〜2列で放射状に配列し、血液との間で良好な物質交換が行える合理的な構造となっている。ミクロ肝臓を用いた人工肝臓では、この肝小葉の構造を参考にミクロ肝臓周囲に人工的な血管網を設置する工夫を行っている(図❹、❺参照)。しかし、いまだこれほどまでに精巧な構造を再現するに至ってはいない

09 人工膵島

皮下に埋め込んだ高感度センサー

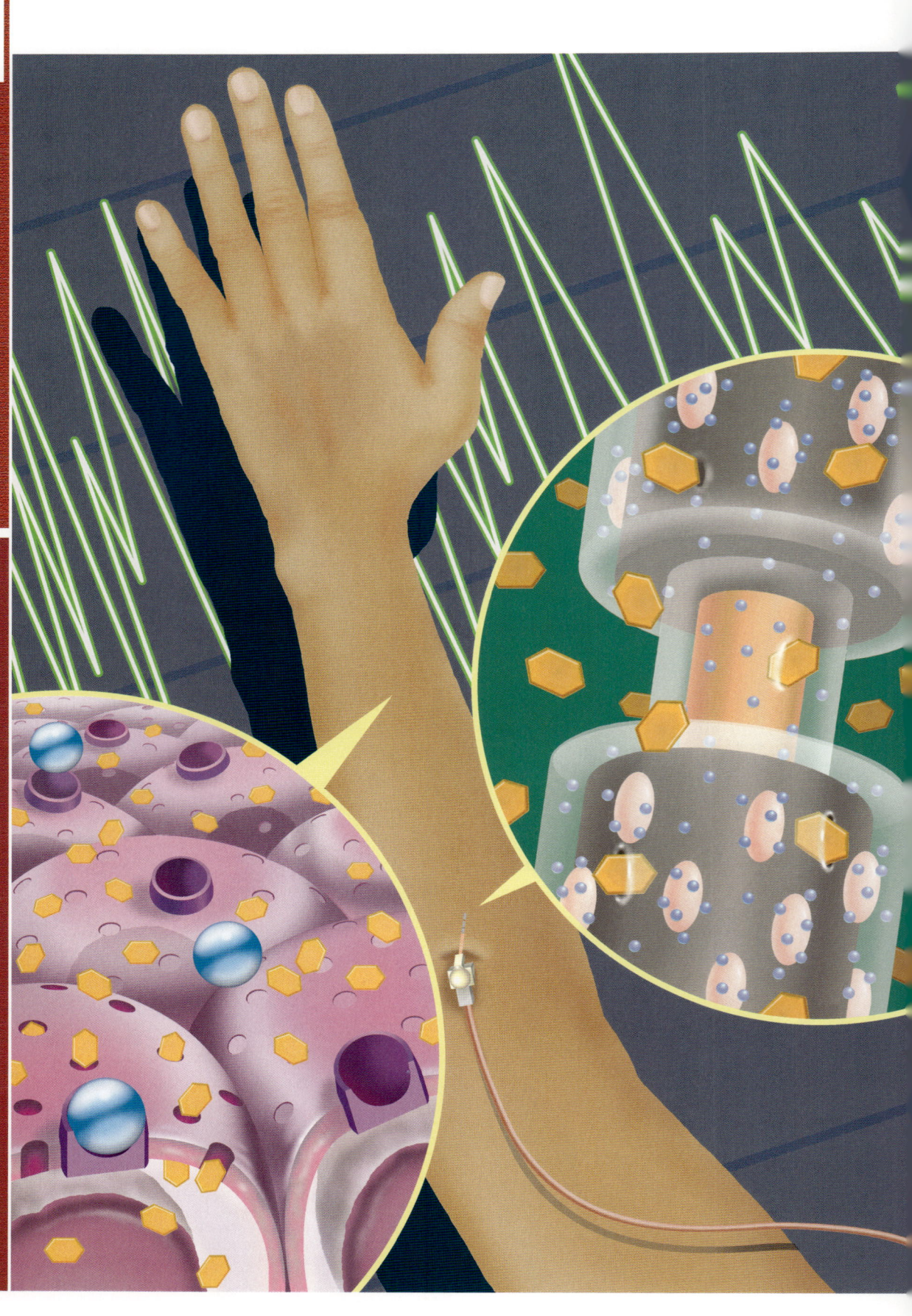

イラスト解説

糖尿病の原因は、インスリンというホルモンの働きの低下である。糖尿病とは、体の組織や細胞に取り入れられ、エネルギーとして利用されるはずのグルコース（ブドウ糖）が血液中にあふれた状態を言う。膵臓から分泌されるインスリンは、体の組織や細胞（筋肉や脂肪組織）に対して、グルコースの取り込みを盛んに促す。ところが何らかの原因により、インスリン（イラスト左丸枠内、大きな青い玉）の分泌量が不足したり、あるいは、インスリンが結合する受容体に不具合がある（インスリン受容体にインスリンが結合することで細胞内にグルコース〔黄色い亀の甲状の小片〕を取り込む物質が現れる。イラストでは細胞の表面に孔が開くかたちで表現）と、血液中のグルコースは消費されず血糖値が高い状態になるというわけである。

糖尿病はさまざまな合併症を併発する。手足の感覚の麻痺や壊疽（腐ること）、網膜症や腎障害はその代表的なものだが、病気の慢性化に伴う合併症の進行を阻止するためには、一生涯にわたって、血糖値が正常範囲に収まるよう厳格にコントロールする必要がある。ところが、これまで行われてきたインスリン注射療法（人工的につくられたインスリンを体外から、1日の決められた時間に一定量を補う治療法）では、どうしても通り一遍な管理に陥りやすく、そのためにたとえば食事を多く食べたときには血糖値は上昇し、逆に食事が少ない場合は血糖値が下がりすぎるといった変動を生じ、限界が常にあった。

そこで、その時々の血糖値の変化に合わせたインスリン量を投与するものとして開発されたのが、人工膵島である。人工膵島は、血糖値を連続的に測定する装置（センサー）と、そこからの信号をインスリン注入プログラムに従って変換しインスリン注入量を計算・調整するコンピュータ、そして自動的にインスリンを注入するための貯蔵器・注入ポンプの3つを連動させたものである。

中でも最も力を注いだのがセンサーの開発だった。現在は、注射針ほどの細いセンサー（イラスト・右丸枠）を皮下に刺しておくだけで、いつでも瞬時に血糖値が得られるようになった。そのしくみは、センサーの先（表面）に塗布されたグルコース酸化酵素により、体液中のグルコースは過酸化水素（水色の粒）とグルコン酸に分解され、この過酸化水素の量を電気的に測定することで、血液中のグルコースが正確に測定されるというものである（図❽参照）。

センサーの小型化が進んだことで、人工膵島自体も携帯可能なものとなり、血糖値の管理を数週間にわたってほぼ完全に行えるようになった。

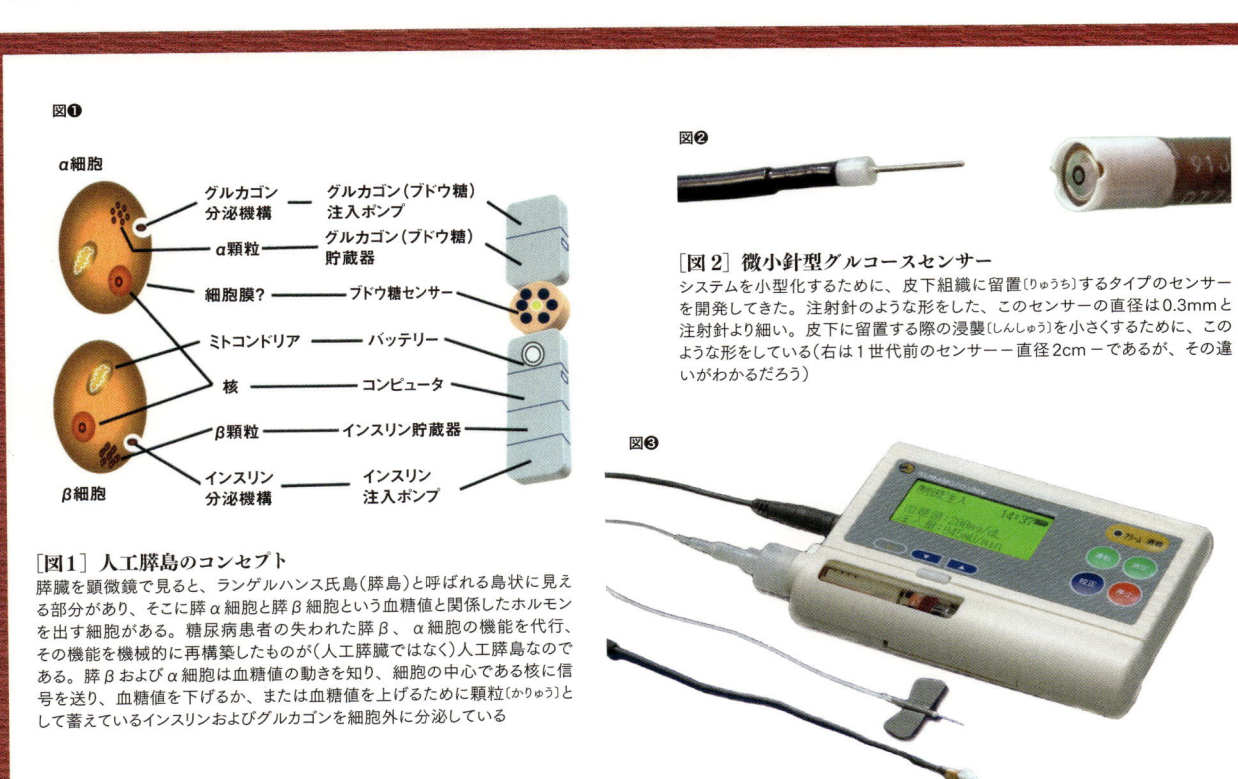

[図1] 人工膵島のコンセプト
膵臓を顕微鏡で見ると、ランゲルハンス氏島（膵島）と呼ばれる島状に見える部分があり、そこに膵α細胞と膵β細胞という血糖値と関係したホルモンを出す細胞がある。糖尿病患者の失われた膵β、α細胞の機能を代行、その機能を機械的に再構築したものが（人工膵臓ではなく）人工膵島なのである。膵βおよびα細胞は血糖値の動きを知り、細胞の中心である核に信号を送り、血糖値を下げるか、または血糖値を上げるために顆粒〔かりゅう〕として蓄えているインスリンおよびグルカゴンを細胞外に分泌している

[図2] 微小針型グルコースセンサー
システムを小型化するために、皮下組織に留置〔りゅうち〕するタイプのセンサーを開発してきた。注射針のような形をした、このセンサーの直径は0.3mmと注射針より細い。皮下に留置する際の浸襲〔しんしゅう〕を小さくするために、このような形をしている（右は1世代前のセンサー－直径2cm－であるが、その違いがわかるだろう）

[図3] 携帯型人工膵島
当初開発された携帯型人工膵島はケースが金属でできており、インスリン・グルカゴン注入ポンプが大型であったこと、インスリンを貯蔵するバッグが大型であったこと、などの理由により、重量600gと重く、大きさも実際携帯するにはやや大きめであった。そこで、プラスチックを用いたケースを作製し、インスリン注入ポンプの小型化、高性能化を図ったことにより、重さ250gと従来の2分の1以下、大きさも126×96×29mmと容積で従来の3分の1以下の次世代型携帯型人工膵島が開発された

センサーの小型化はどのように進められたのか

　私たちが食事をすると、それらは体内でグルコースという形に変えられます。グルコースは、血液に乗って全身の組織に運ばれ、活動のエネルギー源として使用されたり、肝臓などに予備として蓄えられます。この血液中のグルコース量（血糖）を調節しているのが、インスリンとグルカゴンというホルモンです。

　血糖が高くなると、インスリンが膵臓にあるランゲルハンス氏島から分泌され、筋肉や脂肪組織、肝臓に働きかけてグルコースの利用や貯蔵を促し、血糖を低下させます。反対に、血糖が低くなると、グルカゴンがランゲルハンス氏島から分泌され、血糖を高めます。

　このうち、インスリンの分泌量や作用が低下し、血糖が高い状態のままになる病気が糖尿病です。生まれつきの異常や病気などから、インスリンの分泌能が失われる1型糖尿病と、多食多飲といった生活習慣が引き金となる2型糖尿病がありますが、近年、急速に増加し、問題視されているのは後者です。日本における患者数は690万人、予備軍を含めると1370万人にも上ると推測されています。

インスリン注射療法の限界

　糖尿病で血糖が高い状態が何年も続くと、血管が障害を受け、手足の感覚の麻痺や壊疽、網膜症や腎障害といった合併症が起こるのが怖い点です。現在、失明や、腎不全による人工透析導入の原因の第1位は、糖尿病の合併症です。さらに、動脈硬化も進行させ、心筋梗塞や脳卒中のリスクを高めます。そのため、糖尿病の治療では、血糖値を適正範囲におさめることが重要になります。

　現在、1型糖尿病や、進行した2型糖尿病患者には、体外からインスリンを補うインスリン注射療法が行われていますが、合併症に至る人はいまだにあとを絶ちません。その理由は、血糖コントロールの難しさにあります。

　インスリン注射療法では、定量のインスリンを投与します。しかし、血糖値は、食事量、運動量などによって常に変動するため、定量的な投与では十分に対応できないのです。そこで、その時々の血糖値に合わせインスリン量を投与する人工膵島が考案されました（図❺）。

［図4］人工膵島の基本構成

末梢の静脈から採取された血液は、カテーテルを通じて体外にある測定装置に連続的に送られる。そこで、血液中のグルコース濃度（血糖値）を算出すると、コンピュータが必要なインスリンやグルカゴン量を計算し、インスリン・グルカゴン注入ポンプを駆動（くどう）させて体内に注入する。人工膵島はこのように計測部門（測定装置）・制御（せいぎょ）部門（コンピュータ）・操作部門（注入ポンプ）の3つから構成される

ヘパリン水溶液…血液は採血するとすぐに固まってしまうため、血液を流しながら血糖値を測定することができなくなる。そこで、ヘパリンという血液を固まりにくくする薬剤を用いて、血液を固まらないようにすることにより、自動分析装置で連続的に血糖値を測定できる

［図5］人工膵島による血糖制御

食事をすると糖分が体内に流入するため血糖値が上昇する。健常者では膵臓からインスリンが分泌されるため、血糖値は140mg/dl程度までしか上昇しないが、糖尿病患者ではインスリンが足りないため、血糖値が200以上に上昇する。ここで、人工膵島により、血糖値に応じた適量のインスリンが投与されると、血糖値が最高で180mg/dl程度までしか上昇せず、なおかつ、その後に血糖値が下がりすぎる、いわゆる「低血糖（ていけっとう）」も引き起こさない

センサーの感度の維持

人工膵島は、血糖値の測定装置（センサー）と、インスリン注入量を計算・調整するコンピュータ、貯蔵器・注入ポンプからなります（図❹）。1974年に、最初につくられた第1世代の人工膵島（図❻-1）は、コンピュータだけで一部屋が塞がるほど大きく、臨床での使用には不向きでした。ベッドサイドで利用できるサイズの、第2世代人工膵島（図❻-2）を生み出すひとつのポイントとなったのは、センサーの小型化です。

血糖値を測る原理は、第1、2世代とも同じで、グルコースの分解で発生する過酸化水素の量を電気的に測定するというものです。第1世代では、分解に大掛かりな機械や試薬を用いていましたが、第2世代ではグルコースを分解する作用のあるグルコース酸化酵素を採用。その場でグルコースと反応させ、過酸化水素を作り出せるようになりました。しかし当初は、測定時に水溶液にした酵素に、血液サンプルを添加する方法だったため、連続測定ができませんでした。

連続測定の実現には、センサーの中に酵素を入れたまま、その活性を長期間保つことが求められます。この課題は、2枚の再生セルロース膜の間に、酵素をはさみ固定することでクリアされました。膜には、酵素分子よりも小さな孔（100万分の3mm）があり、血液中のグルコースは孔から出入りして酵素と接触するしくみです（図❼）。

この手法によって、酵素活性を保ちセンサーの感度を約1週間維持できるようになり、現在、糖尿病患者の手術や検査など年間1000例以上も使用されています。

微小針型センサーと携帯型人工膵島

最近では、携帯型の第3世代人工膵島も開発されつつあります。第2世代人工膵島は、カテーテルを通じて体外にあるセンサーに血液を送り、血糖値を測定します。一方、第3世代では、センサーを超小型化し、皮下に埋め込むようにしているのが特徴です。

センサーは細い針状で、そこにポリウレタン膜でグルコース酸化酵素が固定されています。それを前腕の皮下に留置し、細胞の間を流れる体液中のグルコース量を測定し、そこから血糖値を導き出すしくみです。

体内にセンサーを埋め込むと、免疫反応によってタンパク質などが付着し機能低下が起こりますが、表面を生体適合性のいい膜（MPC〔2-メタクリロイルオキシエチル ホスホリルコリン〕膜）でカバーすることで14日間の連続使用を可能にしました。すでに実際の患者で試され、センサーなどを交換することで、21日間使用できたというデータも出ています。

さらに現在では、患者の体調に合わせて血糖をコントロールしたり、体内にセンサーのみならず、システムすべてを埋め込む新しい人工膵島の研究も進められています。

西田健朗

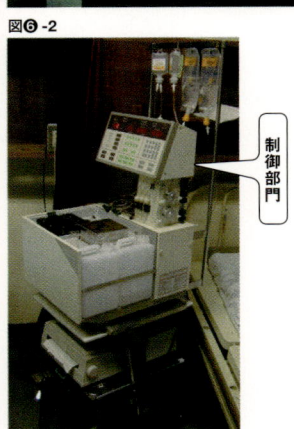

[図❻] ベッドサイド型人工膵島
制御部門の大きさを比べただけでも、第1世代（上・画面中央の棚の中の装置全部が制御部門）に比べ、第2世代（❻-2）は全体が格段にコンパクトになった

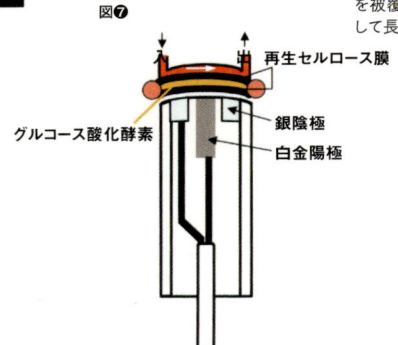

[図❼] 小型グルコースセンサー構造図
連続採血された血液（赤）は、白色の矢印の方向に流れていく。このとき、内側にあるセルロース膜（黒）にはさまれて固定されたグルコース酸化酵素（橙）と反応、過酸化水素が発生する。この過酸化水素が、白金陽極（はっきんようきょく）と銀陰極（ぎんいんきょく）からなる過酸化水素電極と反応することにより電流が発生し、血糖値を測定するというしくみになっている

[図8] 微小針型グルコースセンサーの構造
微小針型グルコースセンサーは、皮下に留置するために、できるだけ細くしなければならない。そこで、白金陽極と銀陰極を直列に配置、直径を0.3mmと従来型の小型グルコースセンサーの50分の1以下に細くした。
電極全体をポリウレタン膜で被覆（ひふく）しているのは、グルコースと電極に固定したグルコース酸化酵素との接触を10分の1に抑えるためだ。そうしないとグルコース酸化酵素とグルコースとの反応が飽和（ほうわ）してしまい、血糖値を測定することができなくなるからである。また、長期間、皮下組織内に留置するためには、体の拒絶反応（きょぜつはんのう）を起こしにくくする必要がある。膜の表面に生体膜類似構造を有するMPC膜を被覆するのは、タンパク質や血球成分の吸着を防ぐ目的を持つ。こうして長期間にわたり、センサーの機能を維持することができるのである

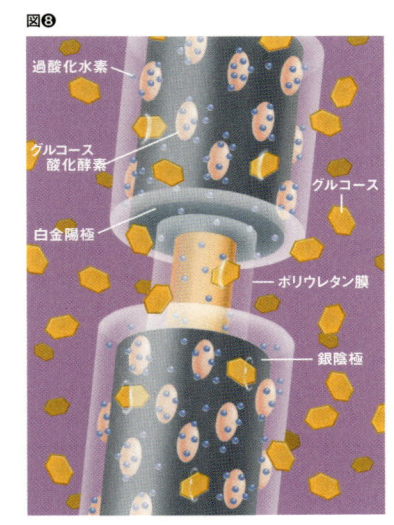

感覚系人工臓器の役割　　　　　　　　　　　　　　　　　　　　　　　　　　　　text by 堀内 孝

感覚情報の伝達と、脳の働き

"感覚器"とは五感を司る器官のことです。心臓や腎臓のようにその機能を失うことで生命を脅かすことはありませんが、「見る」、「聞く」、「嗅ぐ」、「味わう」、「触る」ことで、生活に必要なさまざまな情報を取り入れています。その機能が失われた時の不自由さは想像以上のものがあるでしょう。

感覚系人工臓器

- 眼内レンズ　ソフトレンズ、そして調節性レンズへ……050
- 人工視覚・網膜　人工の目でなにが見えるか……054
- 人工内耳・中耳　パルスが生み出す"音の不思議"……058
- 人工神経　ワーラー変性と神経再生のメカニズム……062

●「見る」とは——光情報と視覚

それでは、どのように感覚情報を取り入れているのか「見る」ことを例に考えてみましょう。そうすることによって、このあとに続く「感覚系人工臓器」がずっと身近になるからです。暗闇では何も見えないのは誰もが経験することです。そこに一点の光があると光の情報が目の中に入ってきます。この先はカメラに似ています。

カメラにレンズがあるように、目にも水晶体というレンズがあります。光がこの水晶体に入ると屈折、収束し像を結びます。像を結んだところにキャンバスがあれば光を放ったものの形が鮮明に映しだされます。私たちの目の中ではそのキャンバスが網膜であり、網膜上の視細胞が光情報を待ち受けます。

この視細胞は光という電磁波を電気信号に変換する機能を持っています。言わば、超高解像度の光電素子を有するデジタルビデオカメラが私たちの目ということになります。電気信号になった視覚情報は神経を伝って大脳の視覚野に運ばれ、信号処理されます。繰り返しいろいろな視覚情報を取り込むことにより学習が繰り返されイメージが作られるのでしょう。

カメラの故障にもいろいろな原因があるように、視覚障害にもレンズ系に支障がある場合、キャンバスあるいはその後の信号伝達に問題がある場合とさまざまです。前者の場合は、眼鏡、コンタクトレンズ、眼内レンズが日常的に使われています。後者の場合は人工網膜や人工視覚が開発中です。

感覚系人工臓器

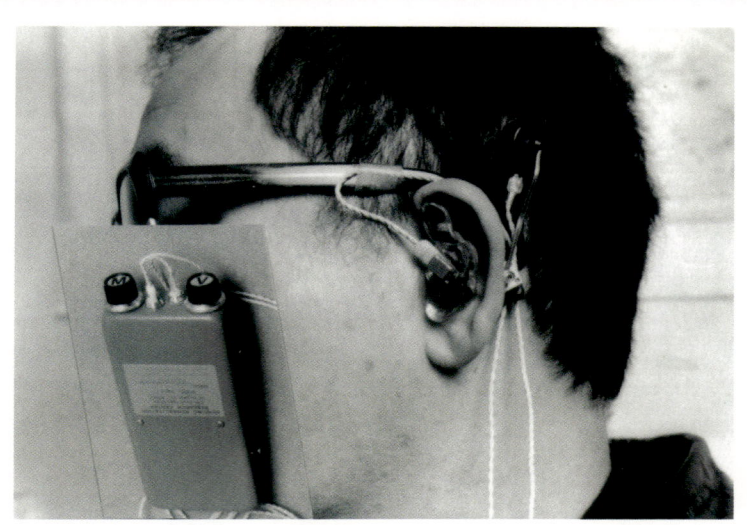

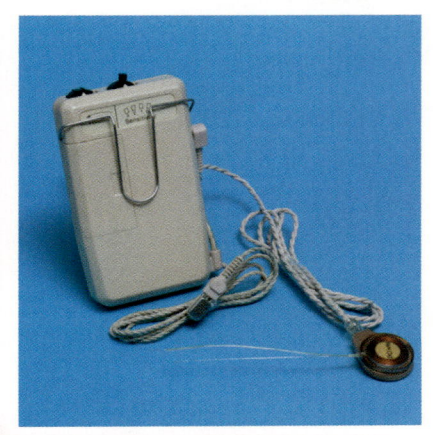

❂ **人工内耳**────人工内耳は1957年にフランスのジュルノによってはじめて報告され、その後1961年に米国のハウス博士によって初めての臨床例が行われた。ハウス博士が開発した、このシングル（単）チャンネル方式の人工内耳により"きこえ"を取り戻した人の証言によれば、そのきこえはモールス信号のようだったそうである。現在は、22～24の刺激電極を用いたマルチ（多）チャネル方式により、会話が理解できるまでになっている。
写真は1970年代の人工内耳の装置とその装着の様子である。

写真提供 / 神尾記念病院

● **「聴く」とは──音の振動と聴覚**

目から入る情報と同様、耳から入る情報も私たちの生活を豊かにしています。光を集め収斂（しゅうれん）させるのがレンズでしたが、音を集め増幅（ぞうふく）するのが耳介（じかい）→外耳道（がいじどう）→鼓膜（こまく）→耳小骨（じしょうこつ）への振動（でんぱ）の伝播です。

光を電気信号に変換する視細胞が「見る」機能の中枢であるのと同様、「聴く」機能の中枢は音という機械的振動を電気信号に変換する聴細胞（ちょうさいぼう）（圧電素子（あつでんそし））です。この電気信号は聴神経を刺激し、大脳にある聴覚野に送られ信号処理されます。これにより言葉を理解したり、音楽を楽しむことができます。

音の振動の伝わる経路のどこに障害があるかによって対策が異なります。補聴器（ほちょうき）や人工中耳（ちゅうじ）は鼓膜や耳小骨に障害がある場合に使用します。機械で増幅した振動を内耳（ないじ）に伝える役割を果します。人工内耳はマイクロフォンで集めた音波を異なる周波数（しゅうはすう）に分け、電気信号に変換し、その信号を20個以上の電極で聴神経の刺激とする装置です。人の内耳中には約1万5000個の圧電素子（聴細胞）がピアノの鍵盤（けんばん）のように並んでいますが、現在実際に用いられている人工内耳はその中の二十数個を使って音を伝えています。鳥のさえずり、風の音や人の声がどのように聞こえてくるのでしょう。調律師が訓練して音の高低を聴き分けるように、人工内耳を埋め込んだ患者も一生懸命訓練して、音の世界をどんどん広げています。

まったくの暗闇の中、または音のない世界から、光が差し込み、そして音が漏れてくる世界を体験することは驚異です。これらは極端な例ですが、もっとも身近な感覚系人工臓器のひとつである眼内レンズなどはすでに多くの患者のQOLに貢献しています。

2歳年上の筆者の兄も80歳を超えた母も眼内レンズを埋め込んでいます。遅かれ早かれ、私もお世話になると思いますが、安心しています。このように、感覚系人工臓器はエレクトロニクスや材料開発の発展とともに本当に身近な治療手段となりつつあります。

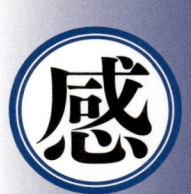

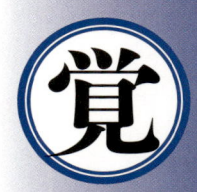

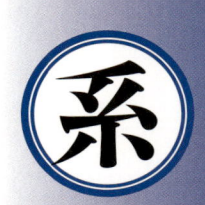

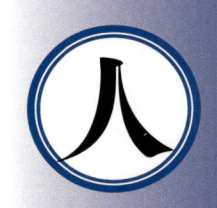

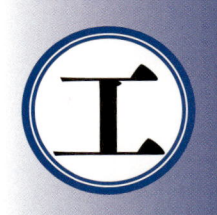

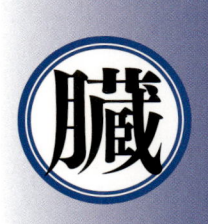

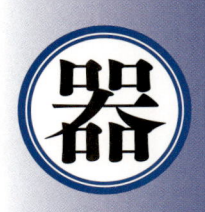

10 眼内レンズ

ソフトレンズ、そして調節性レンズへ

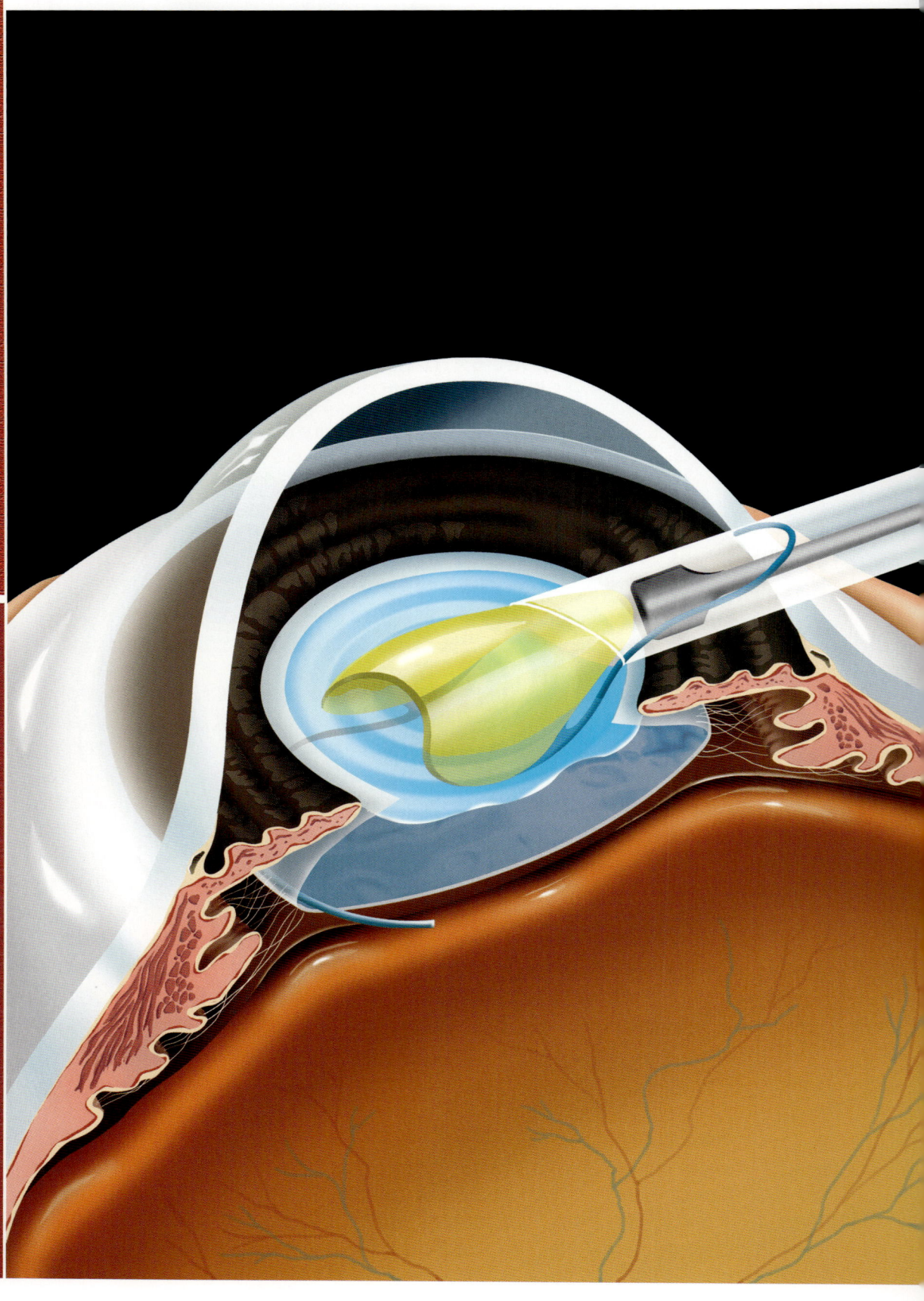

イラスト解説

　目の構造は、カメラによくたとえられる。水晶体はカメラのレンズ、虹彩は絞り、ピント調節は毛様体、そして映像が映るフィルムは網膜である。

　外から来た光の像は、主に角膜と水晶体で集光され、眼球の底にある網膜上に実際とは逆さまの像に映し出される。網膜に光が届くと電気刺激が発生し、それが神経を介して脳の後頭葉へ送られ、これが脳で処理されて、はじめて外の世界を「見る」ことができる。

　ところが、老化や糖尿病などの病気が原因で、水晶体が白く濁ってしまう白内障にかかると、レンズの白濁によって光が通らなくなり、当然、そのために視力も低下する。眼内レンズがない頃は、白内障が重症化すると水晶体を取り除く手術を施し、そのうえで取り除いた水晶体に相当する強いプラス度の眼鏡やコンタクトレンズで矯正を施すことで視力を回復していた。

　しかし、この方法は眼球の外にレンズを置くため、肉眼で見た時よりも物が大きく見えてしまうという欠点があった。とくに片方の目だけ水晶体を除いた場合には、左右の目で見える像の大きさが違うため、脳が混乱してしまい、正常に物を見ることができないのである。

　そこで、目の内部にレンズを入れることにより、肉眼と変わらない像を見られるようにする試みが英国の眼科医、リドレイ博士によってなされた。眼内レンズの誕生である。眼内レンズの発明は、その当時の世界、特にヨーロッパで大きな反響をもって迎えられた。実際には1949年11月、リドレイ博士の手によって45歳の婦人の目に眼内レンズ第1号が埋め込まれた。

　このとき彼が用いたレンズと、現在一般に使われているものとを比較するならば、リドレイ博士のレンズは見た目にいかにも分厚くて重たそうなレンズといった印象がする。その形もまたずいぶん異なっているが、驚いたことに実はレンズの基本的な構造や素材、その固定の仕方などにおいては共通する部分がとても多いのである。

　リドレイレンズ以後の眼内レンズの進歩とは何であろうか。それはひとつには、種々の材質で、種々のデザインのレンズが試される中で、手術法が進歩し、レンズのソフト化が推し進められたことであろう。その結果、術後の成績は大幅に向上した。

　イラストは、水晶体を取り除いたあとの水晶体嚢といわれる膜の中に、眼内レンズを挿入している場面である。挿入器具の中に折りたたまれたレンズが、保護剤（ヒアルロン酸製）で満たされた前房を経て水晶体嚢へ挿入されようとしている。レンズが黄色いのは、術後視界が青味がかって見えるのを防ぎ、また紫外線をカットし網膜を保護するためである。

[図1] 目の構造――水晶体と毛様体
水晶体は、軟かい（ブドウの実程度）ゼリー状のレンズが膜（嚢）に覆われた構造になっている。毛様体の収縮によって水晶体の厚みは自在に変えられ、そうすることで網膜上に鮮明な像が映るように調節をしている。つまり、遠くのものを見るとき毛様体は緩み、レンズである水晶体を平たくしてピントが合うまでの距離を長くする。反対に近くのものを見る時には、毛様体は縮んで水晶体を分厚くし、焦点距離を短くしている。しかし、加齢〔かれい〕とともにこの調節機能が衰え、さらに白内障になると白く濁りはじめ、ゼリー状のレンズは次第に固くなる。最後には果物の種のような真っ黒なカチカチのものになってしまう

[図2] 眼内レンズの構造
眼内レンズは、光学部といわれるレンズとそれを支える支持部よりなる。大きさは❷-1のタイプで、支持部まで入れて12mm、光学部だけでは5～6mm、レンズの厚みは1mm、重さはわずかに5～6mgである。ちなみに、リドレイレンズのレンズの直径は8.5ミリ、厚みは2.5mmであり、重さに至っては112mgもあった。レンズや支持部の素材としては、リドレイレンズで用いられたアクリル樹脂だけでなく、現在ではシリコーンやソフトアクリルも使われるようになっている

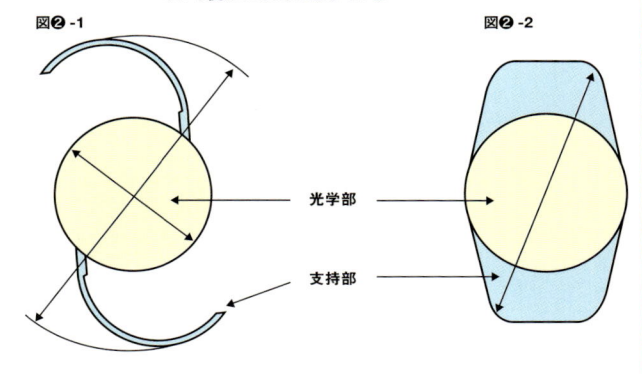

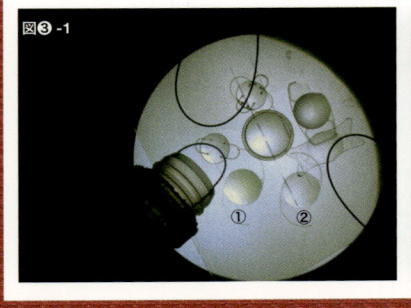

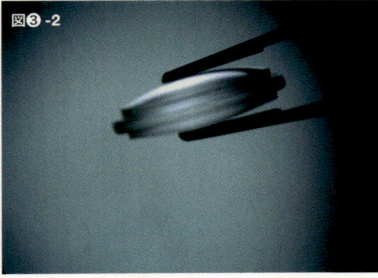

[図3] リドレイレンズとリドレイレンズ以降の代表的なレンズ
リドレイレンズを真ん中に、リドレイレンズ以降の代表的なレンズを並べる（❸-1）。レンズのデザインの変遷は、その固定法の移り変わりを表してもいる。まずはレンズの固定する箇所が虹彩より前か後ろで異なるし、固定する場所によっても区別され、そのデザインもまた違う。リドレイレンズを第1世代として、以降2～3世代の変遷を経て、現在のもの（第4世代）になっている。
なお、①、②は最近のソフトレンズであるが、特に①は術後視界が青味がかって見える青視症予防と紫外線遮断のためにレンズを黄色くしている

眼内レンズの生みの親、リドレイ博士の偉業

　白内障で白く濁ったレンズ（水晶体）に替えて、人工的なレンズを目の中に入れる、「眼内レンズ」の試みが初めて行われたのは1949年のことです。第2次世界大戦が終わって間もない当時、発明者である英国の眼科医リドレイ博士にヒントをもたらしたのは、自国の戦闘機スピットファイヤーでした。

　大戦では、英国とドイツとの間で制空権をめぐって激しい戦闘が繰り広げられ、パイロットにも多くの死傷者が出ました。その際、スピットファイヤーの風防ガラスの破片が、目の中に入ってしまうケースがあったのですが、その頃の医療技術ではそれらを取り除くことができませんでした。普通、異物が体内に侵入すると、それを排除しようという生体反応が起こります。ところが、意外にも放置された破片は、その後も目に大きな障害を与えなかったのです。

　リドレイはこの事実から、生体になじみの良い、スピットファイヤーの風防ガラス素材、ポリメチルメタクリレート（PMMA）というアクリル樹脂を使って眼内レンズを作ることを思いつきました。PMMAは現在、ショーケースや光ディスク、防弾ガラスなどに用いられています。このありふれた素材が、眼内レンズの、そして人工素材を生体に活用する人工臓器の研究の大きな第一歩をもたらしたのです。

リドレイレンズの時代に戻ったレンズの固定法

　それから半世紀の間、いろいろな眼内レンズが開発されてきました。それは、レンズを目のどの部分に置くかという固定法の試行錯誤の歴史といってもいいでしょう。

　人間の眼球は、虹彩を境にして、角膜と虹彩に囲まれた前側（前房）と、網膜に囲まれた後ろ側（後房）に分けられます（図❶）。本来の水晶体は、虹彩のすぐ後ろ、後房に位置します。

　当初、リドレイは後房に眼内レンズを置く手法を取っていました。水晶体の摘出のために、それを包む膜（嚢）の前側は切り開きますが、後ろ側の膜（後嚢）は残し（嚢外法）、それを代わりに入れるレンズの支えに利用したのです（後嚢上固定；❻-1）。ところが、レンズが重すぎて後嚢で十分支えきれず、眼球内にレンズが落ちるなどのトラブルが起こりました。

　当時の技術では目の内部に入れる眼内レンズをそう何度も取り出すこ

[図4] 眼内レンズの挿入（写真）と装着図
眼内レンズの埋め込みは、手術法の進歩や（柔らかい生体に近い感触を求めた結果の）ソフトレンズの登場により大きく変わった。今では直径3mmからそれ以下の穴（小切開創〔しょうせっかいそう〕）を角膜に開けるだけで水晶体は取り除け、レンズは2つに折りたたんだ状態で、あるいは特殊な器具（インジェクター）の中に丸めた状態で、その同じ穴から挿入できる。写真❹-1、2は、インジェクター（手前の筒状のもの）から眼内レンズが挿入されるまでの様子を写したものである

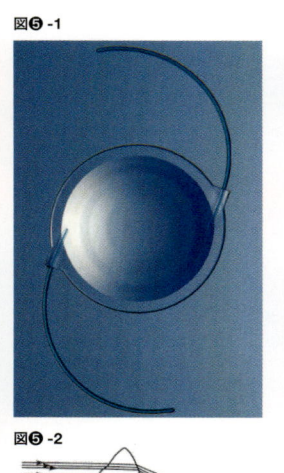

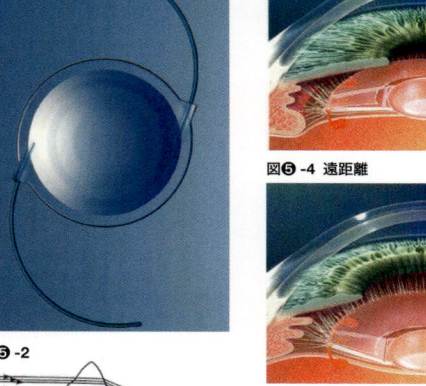

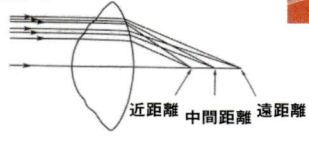

[図5] 調節性眼内レンズと多焦点眼内レンズ
2003年、米国FDAは、最新の眼内レンズ「調節性レンズ」（❺-3、4）の臨床応用を認めた。調整性レンズとは、毛様体にはめ込んだレンズを、毛様体の収縮の力と支持部の特殊なバネ構造を利用して前後させることで、近距離、中間距離、遠距離の明視〔めいし〕を得ようとするものである。一方、02年には日本国内でも次代の眼内レンズの1つと期待されている「多焦点レンズ」（AMO社製、❺-1）が発売された。多焦点レンズとは、レンズの中心部に遠用の屈曲〔くっきょく〕ゾーンを何層か設け（❺-2）、近距離と遠距離の明視を可能としたものである
　明視…ものをはっきり見ること

とはできません。そこで、レンズが眼球内に落ちないようにすることが最優先課題とされ、前房側にレンズを設置する試みが行われました。前房のすみ（前房隅角）にレンズの支えとなる足（支持部）をつけて固定するといった方法です（第2世代；図❻-2）。

しかし、何年かすると角膜が白濁して目が見えなくなるケースが相次ぎました。これは、角膜の内側にあり角膜の水分を吸い上げる働きをしている内皮細胞を、レンズを固定している支持部の先端が傷つけ、そのために角膜が水ぶくれ状態（水疱性角膜炎）になってしまったからです。

そのため第3世代では、きっちり固定せずに、前房にふわっと浮かせるように固定できるレンズの形態が追及されました。そこで登場したのが、レンズの前側と後ろ側に支持部をつけたタイプ。それらで、前後から虹彩をクリップのように挟みこんだのです（前房虹彩固定；図❻-3）。この手法は、術後10年経ても、70％のケースではトラブルが起きない

という成績をもたらし、70年代に眼内レンズは爆発的に広がりました。手術法としては、水晶体を嚢ごと全部取り除く全摘法が主に行われていました。

しかし、この方法でもやがて問題が生じます。光の取り込み調節をしている虹彩の伸縮で、虹彩にひっかけていたレンズがはずれて眼球内に落下してしまったり、眼球が動くたびにレンズがゆれて網膜の中心部・黄斑部の浮腫を引き起こしたのです。

そこで、再び脚光を浴びたのが嚢外法です。レンズの位置は前房のまま、後嚢を利用して固定するものが出てきたからです。その代表が、前房にあるレンズから伸びたL字型の足で後嚢に固定するタイプです。ただし、後嚢で固定するならば、前房、後房をまたいで支えるより、平面的に支えたほうが効率的と、レンズも後房に移されることになります。つまり、約30年の時を経て、リドレイが最初に行った後房嚢内固定に（図❻-4）立ち返ったわけです。

眼球内にレンズが落ちやすいとい

ったリドレイ時代の課題が、手術法や支持部の素材の改良、レンズの軽量化などでクリアされていたことがそれを可能にしました。

この第4世代の手法の登場で、固定法の長年にわたる模索は終止符を打ったのです。

ソフトレンズ化と眼内レンズ新時代

今や眼内レンズはソフト化の時代を迎えています。レンズのソフト化が進んだことで、手術の際の傷を小さくすることができ、これにより術後の成績が飛躍的に上がりました。

そして、次なる課題とされているのが、いま欧米で試みられている 1)遠近の調整、2)乱視矯正、3)有水晶体眼に用いる眼内レンズの開発です（図❺）。すでに米国FDAは4年前から一部臨床使用を認めています。

眼内レンズの進歩はこれからも続きます。

山中昭夫

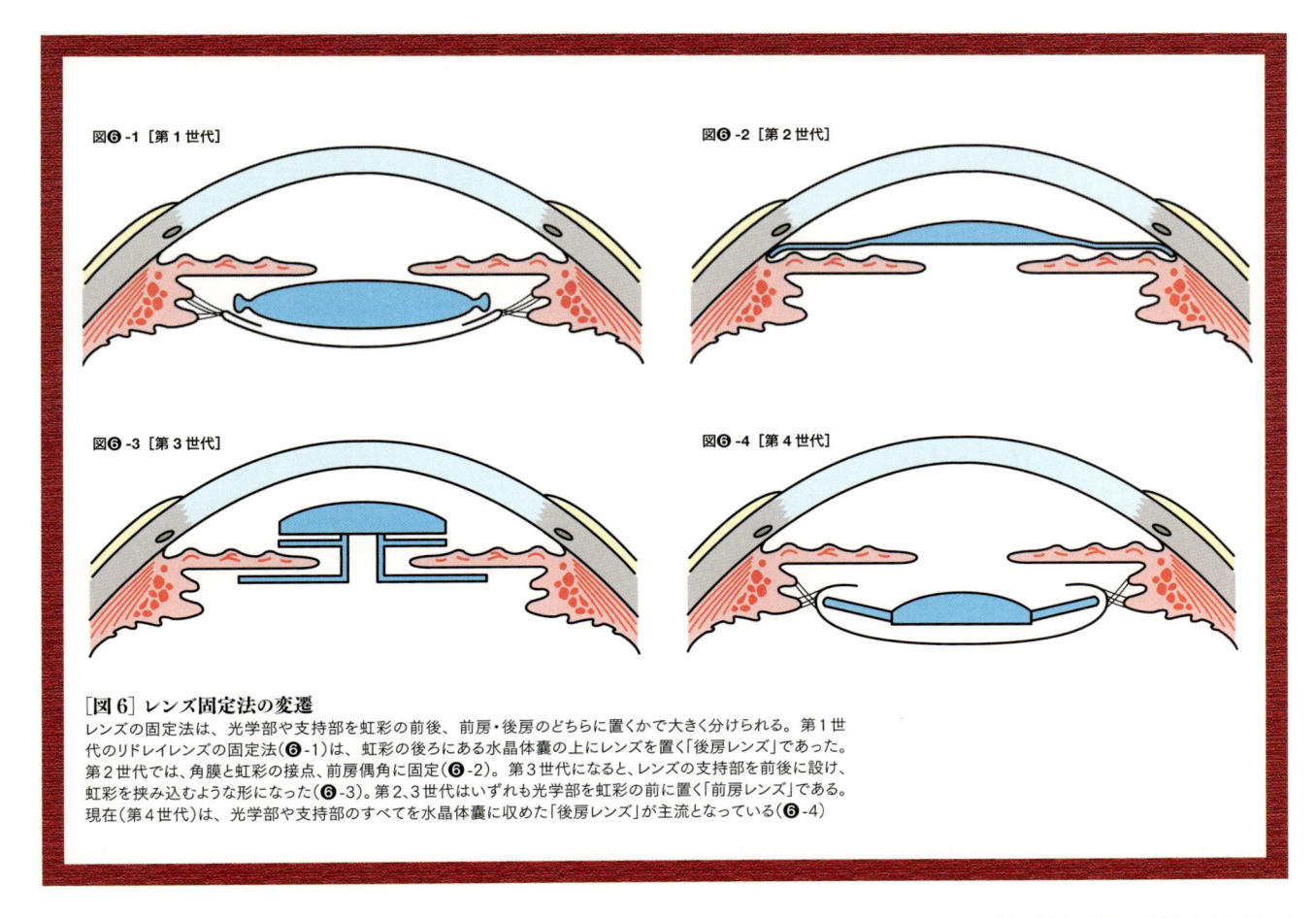

[図6] レンズ固定法の変遷
レンズの固定法は、光学部や支持部を虹彩の前後、前房・後房のどちらに置くかで大きく分けられる。第1世代のリドレイレンズの固定法（❻-1）は、虹彩の後ろにある水晶体嚢の上にレンズを置く「後房レンズ」であった。第2世代では、角膜と虹彩の接点、前房隅角に固定（❻-2）。第3世代になると、レンズの支持部を前後に設け、虹彩を挟み込むような形になった（❻-3）。第2、3世代はいずれも光学部を虹彩の前に置く「前房レンズ」である。現在（第4世代）は、光学部や支持部のすべてを水晶体嚢に収めた「後房レンズ」が主流となっている（❻-4）

11 人工視覚・網膜

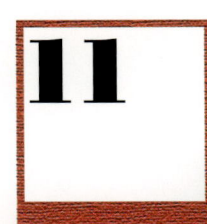

人工の目でなにが見えるか

イラスト解説

外界にある「ものが見える」ようにするためには、ものの像が網膜に達し、視神経でインパルスという電気信号に変換されて、それが大脳の視覚野にまで伝えられる必要がある。したがって、光を受け取る視覚受容器が働かなくても、眼球内に正常に働く視神経が残っていれば、その視神経を電気で刺激することによって視覚野にインパルスを送ることができる。あるいは、大脳の視覚野にある神経を電気刺激して直接インパルスを発生させても何かを知覚させることができる。一般に、眼球内の視神経を電気刺激するのを"人工網膜"と呼び、大脳の視覚野を直接刺激するのを"人工視覚"と分けて呼ぶ。

古くから、大脳の視覚野に局所的な電気刺激を行うと、「閃光」と呼ばれる光点が知覚されることが知られていた。「人工視覚」はこのことを拠りどころにして研究が進められてきた。実際に、スイスの研究者ドベイユらは視覚障害者の視覚野に複数の電極を設置し、そこを電気刺激したときにどのような閃光が知覚されるかを長期間にわたって調べている。1970年代の頃の話である。イラストは、そのときの結果をイメージしたものである。被験者の報告によると、「1カ所の電極による刺激で1〜4個の閃光が目の前数十センチの距離内に鉛筆の太さで近接して現れた」、「知覚される閃光は距離のわからない夜空の星のようなもの」だったそうである。

一方、最近とくに研究が進んでいるのが、「人工網膜」である。これは網膜にのみ障害のある患者に適用することを目指している。網膜に障害があっても、眼球内に正常な視神経が残っているケースが多いので、そこを電気刺激することで、視覚野へ情報を伝えることができる。アメリカのリユウ博士がテストケースとして十数人の患者の網膜に複数の電極を埋め込んだ結果、患者によってはいくつかの画像の動きや形、あるいは色さえも識別できたと報告している。

ただし、人工視覚にしても、人工網膜にしてもカメラで捉えた外界の画像をマス目状に分割し、電極をマス目状に配列した「電極マトリクス」で刺激する必要がある。また、いずれの場合でも、網膜での情報処理の部分が抜けているので、この部分をコンピュータなどで代替しなければならない。

[図1] 目の構造
目はよくカメラにたとえられる。カメラのレンズに相当するのが水晶体であり、絞りは虹彩(こうさい)、そしてフィルムにあたるのが網膜である。外界から眼球に入った光の刺激は、まず網膜内の一番奥に配置されているセンサー(視覚受容器)で電気信号に変換される。電気信号が網膜内の回路で処理され、重要な情報が視神経でインパルスになり、大脳へ送られる

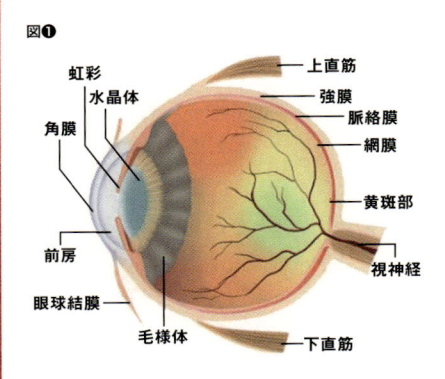

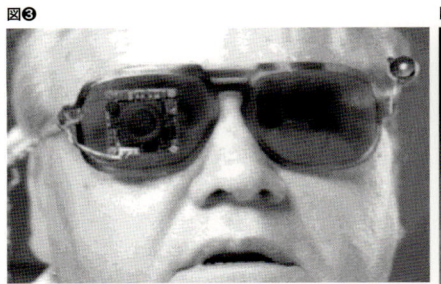

[図3] 人工視覚装着患者
メガネの左に小型カメラを、右上にレーザポインタを取り付けている。レーザポインタが当たっているところの画像がカメラで取り込まれ、コンピュータで処理されたのち、電極マトリクスに刺激として伝達される

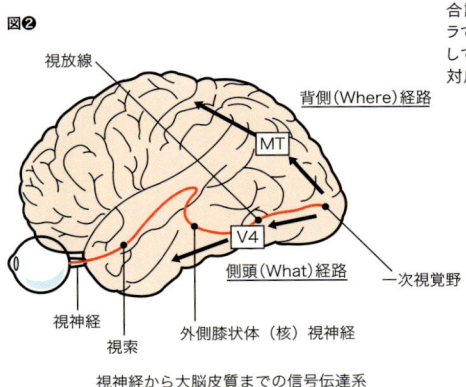

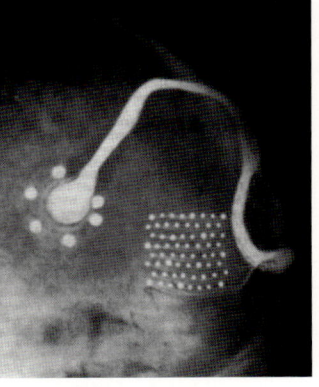

[図4] 刺激用の電極マトリクス
図の電極マトリクスは縦に8行、横に8列、合計64個の電極が配列されている。カメラで捉えた画像を縦に8分割、横に8分割して64個の「画素(がそ)」にし、その画素に対応する電極から電気刺激が生じる

[図2] 大脳の視覚野
視神経のインパルスは外側膝状体(がいそくしつじょうたい)という中継所を経て大脳の後頭部にある視覚野に伝達される。視覚野で、さらに複雑な処理がなされた結果、普段われわれが感じるように、形や色が動きや遠近のあるものとして知覚される

新聞が読めるようになる日が来る!?

　人工視覚の研究は、1968年にアメリカのブリンドレイのグループによって発表された「視覚領野への電気刺激によって生じる感覚（閃光）」が出発点になっている。

　ドベイユらは、1972年に3人の全盲の患者（ボランティア）に電極マトリクスを数日間だけ埋め込み、1978年に本格的に2人の盲人に適用している。この方法では、テレビカメラで取り込んだ画像を縦に8分割、横に8分割し、合計64個の画素にして、8行8列からなる電極マトリクスを介して電気刺激を発生させている。埋め込んだままの状態で20年間経過したにもかかわらず、感染症などの問題はなかったと報告している。その内の1人（男性、62歳）の協力により、電気刺激と閃光の関係やパターン認識能力を調べている。

　パターン認識の評価では、「視野」からはみ出さないようにする必要はあるが、60cm前方にある15cmのランドルト環（視力検査用パターンで「C」のように東西南北の4方向のいずれかに切れ目がある環）の識別でほぼ100％と最もよく、データの再現性も高いという結果が得られている。実用化とか倫理面などを考えると問題点も多いが、永年の埋め込みに基づく結果については多くの示唆が得られる。

バイオチップにみる人工網膜の進歩

　人工網膜の適用の対象となる患者は、黄斑変性という網膜の変性による視覚障害者と色素性網膜炎と呼ばれる網膜障害者であり、アメリカではそれぞれ約30万人および約50万人いる。どちらも網膜の中で視覚受容器が集中している「黄斑部」がダメージを受ける（図❻）。

　アメリカのリユウはノースカロライナ州立大学で1994年に世界で初めて人工網膜用の電極マトリクス（5行×5列）を開発し、ジョンズ・ホプキンス大学の外科医の協力を得てボランティアの盲人にそれを埋め込んでいる。リユウらの報告によると、そのときの患者は電気刺激により黄色い輪の中に黒い点が見えたとのことである。その後、10年間の

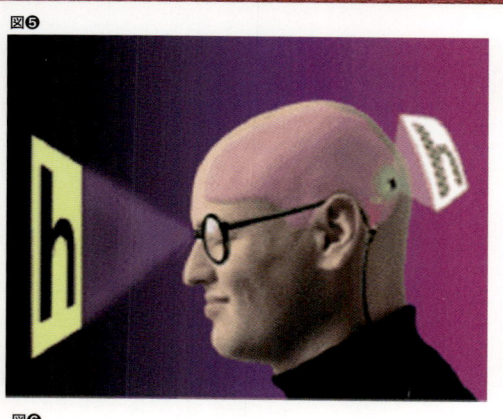

[図5] 人工視覚のイメージ
ドベイユらが抱いた人工視覚のイメージ。視覚野への電気刺激によってなんらかの感覚が生じ、やがては何かが見えるようになる

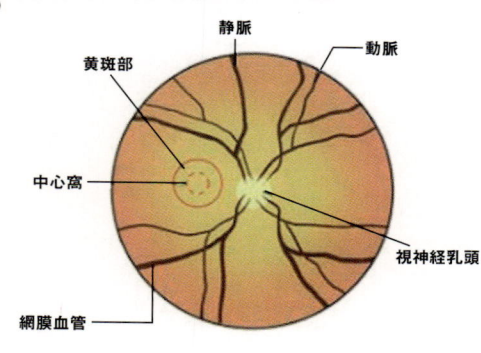

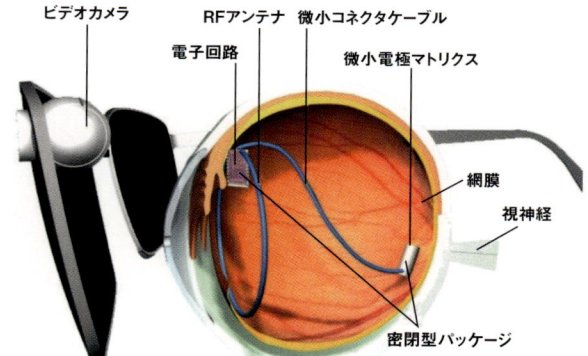

[図6] 網膜にある視覚受容器
視覚受容器は網膜の一番奥に約1億3000万個配されており、その多くは中心の黄斑部に集中している。受容器の信号は網膜で色々な処理を受けて、網膜の表面にある視神経に伝わり、インパルスとなって大脳に伝えられる

[図7] 人工網膜の模式図
メガネのカメラで捉えた画像をコンピュータで処理して、コンピュータと電極マトリクスを内蔵した「バイオチップ」で視神経を刺激する

基礎研究ののち、電極に改良を加え網膜に設置できるコンピュータ内臓のマイクロチップ（バイオチップと呼ぶ）を開発している（図❽）。

テストケースとして15人の患者にバイオチップ（4行×4列）を埋め込み、長期間にわたる検査から患者によってはいくつかの画像の動きや形あるいは色まで識別できたと報告している。埋め込み直後は、患者の前に提示された光や物体の有無しかわからなかったのが、数人の人の顔や大きな文字ならば、それぞれ約90％および40単語／分で識別し読むことができたと報告している。

ただし、新聞を読むとしたら電極マトリクスは少なくとも250行×250列は必要であると予想されている。このマトリクスは現在の携帯電話の画素数から考えるとそれほど難しくはないが、現実には網膜内での設置方法や配線が極めて複雑になる。人工網膜の研究はリユウが火付け役であったが、世界各国で同じような取り組みが生まれてきており、わが国でも産学連携による研究が進められている。

人工の目の課題

人工の目と一口でいっても、障害が生まれつき（先天的）か、ある程度年をとってから生じた（後天的）のか、によっても刺激方法は変わる。例えば、全盲の人が角膜移植に成功しても明らかな効果が得られるのは後天的な盲人のみである。先天的な場合には、いくら訓練しても遠近感などは完全にわかるところまでいかない。

人工の目も同様で、電気刺激で視覚野にインパルスが伝達されたとしても、それで物が識別できるとは限らない。新しい刺激が何を意味するのかを学習することが必要になり、そのためには大脳そのものが変わる「可塑性」の機能に頼る必要が出てくる。ただし、大脳の可塑性は非常に優れているといっても、電気刺激すれば何かが見えるようになるという簡単な問題ではない。

一方、視覚器官には広い視野を得るために眼球を上下左右に動かせるような眼球運動の機能もある。この眼球の動きによって、当然、網膜に映る映像も激しく動いてしまうが、それでもヒトの目には「目が回る」ようには見えない。目が動いても脳ではその動きを補正して、見ているものが静止しているように見えるのである。この機能を人工の目でどのように実現するのかという点も残された課題となる。

このように実に多くの難題を抱えているが、その基礎研究を通じて大脳生理に関する新しい発見がなされ、将来はその発見に基づいてより優れた人工視覚・網膜が開発されると考えられている。

伊福部　達

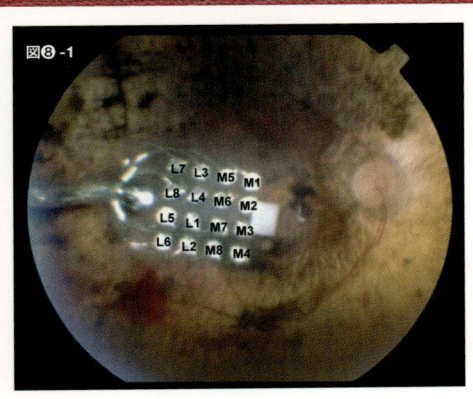

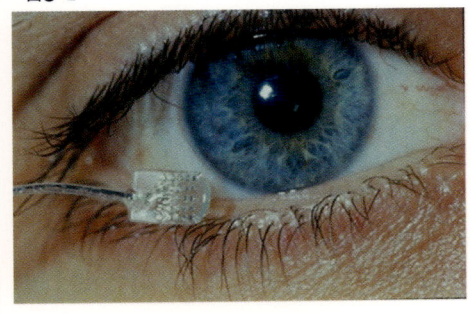

[図8] 網膜表面にある電極マトリクス
縦4行、横4列、合計16個の電極からなる電極マトリクスを網膜表面に設置したのを顕微鏡で写したもの。
❽-2の写真は、25チャンネル（5行×5行）の電極マトリクスをもつバイオチップ。目の前に置くことで、バイオチップの大きさがわかるだろう

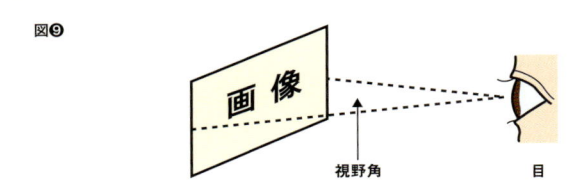

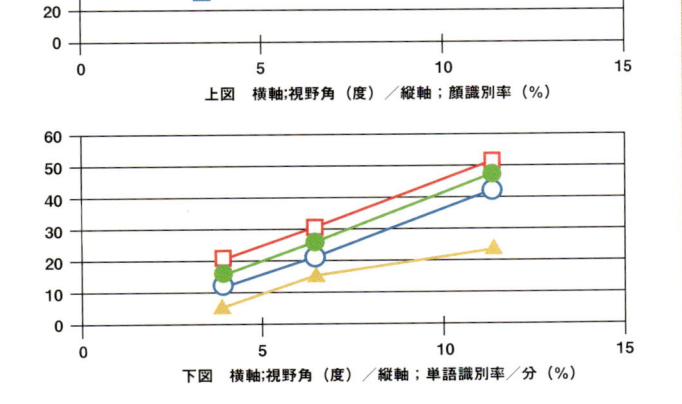

[図9] 人工網膜によるパターン認識能力
4人の埋め込み患者による識別検査の結果で、上図は顔画像の識別率を、下図は1分当りの単語の識別率を示す。横軸は、画像の解像度を視野角で表したものであり、右に行くほど画像が鮮明であることを意味する。

12 人工内耳・中耳

パルスが生み出す"音の不思議"

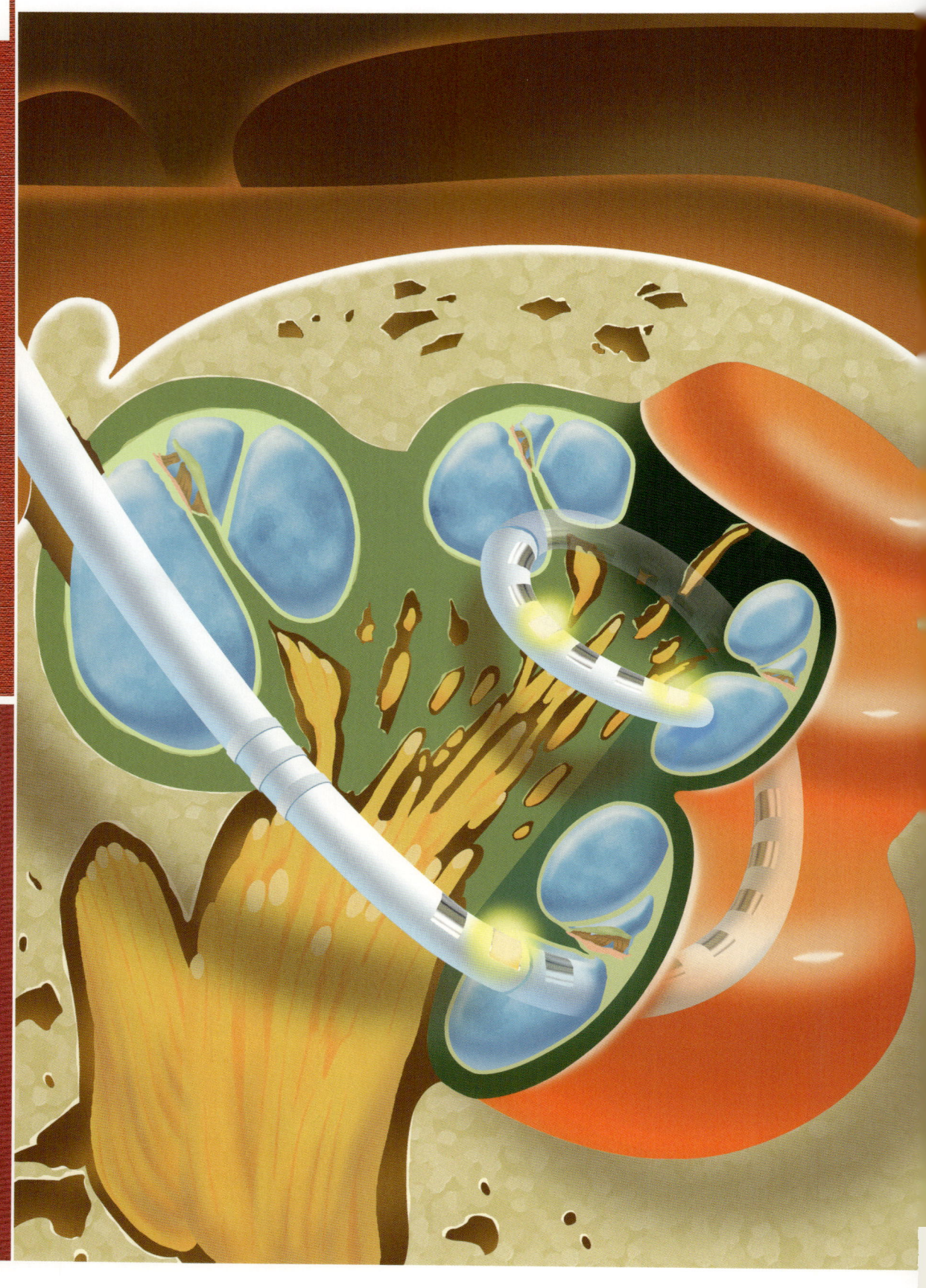

058

イラスト解説

　私たちの生活は音に囲まれているといっても過言ではない。雨や風の音、ピアノの旋律、しゃべり声を認識できるのはなぜだろう。

　音は空気の振動として外耳道を伝わり、鼓膜を振動すると、固体の振動として伝わる。鼓膜の振動は中耳を構成する耳小骨という巧みな固体振動の増幅器を経て、内耳へ伝えられる。ここから先は、水中の音の伝播である。内耳は蝸牛（カタツムリ）とも呼ばれるように、二巻き半の薄くて硬い骨の中にリンパ液を満たす（図❹参照）。そこに螺旋階段があると想像してもらいたい。その階段には音の高低を認識できるセンサーがピアノの鍵盤のように秩序正しく並ぶ。このセンサーの中で最も重要なものが振動を感知する感覚細胞である（細胞の頭頂部に毛を持つので「有毛細胞」ともよぶ）。この有毛細胞が力学的な振動を電気信号に変換する装置だ。有毛細胞は蝸牛の中のコルチ器とよばれる部位に存在する。有毛細胞から送られる電気信号は蝸牛から脳に至る聴神経を経由し、瞬時に脳に伝えられ高次な音声認識過程に入る。

　このような音を伝える経路のどこに障害が生じても難聴になる。難聴には障害の部位により大きく分けて2つのタイプがある。外耳・中耳が原因で難聴になるものを「伝音難聴」、内耳、聴神経、脳に原因があって難聴になるものを「感音難聴」と呼ぶ。伝音難聴は処置や手術によって聴力を回復することは可能である。また中等度の感音難聴では補聴器や人工中耳を使うことによってある程度の聞き取りができるようになるが、重度の感音難聴の場合には人工内耳という機器の助けを借りなければならない。

　人工中耳、人工内耳はともに、音を集める体外装置と耳の後ろの皮膚の下に埋め込んだ体内装置からなる。体外装置の外見はまさしく耳掛け式補聴器で、音をマイクロフォンで拾う機能と、それを周波数別に電気信号に変換する役割を同時に果たす。体内装置の最初の役割は体外装置からの信号を電磁波として受信することである。人工中耳の場合は各周波数に対応する電磁波を再び振動に変換し、耳小骨を振動させることで、内耳に音を伝える。一方、人工内耳では、受信した信号に基づいて、蝸牛内に挿入した刺激装置（電極）が近接する聴神経を電気刺激することで、音声信号を脳に直接伝えることになるのである。左のイラストはその様子を絵にしたものである。電気刺激されている箇所を発光しているように描いている。

　人工内耳には現在はたった22〜24個の電極しかない。生体の蝸牛の中にはいったい幾つの変換器があるのだろう。答えは1万5000個だ。この差を小さくできれば、きっと風にそよぐ葉の音も聞き分けることができるかもしれない。

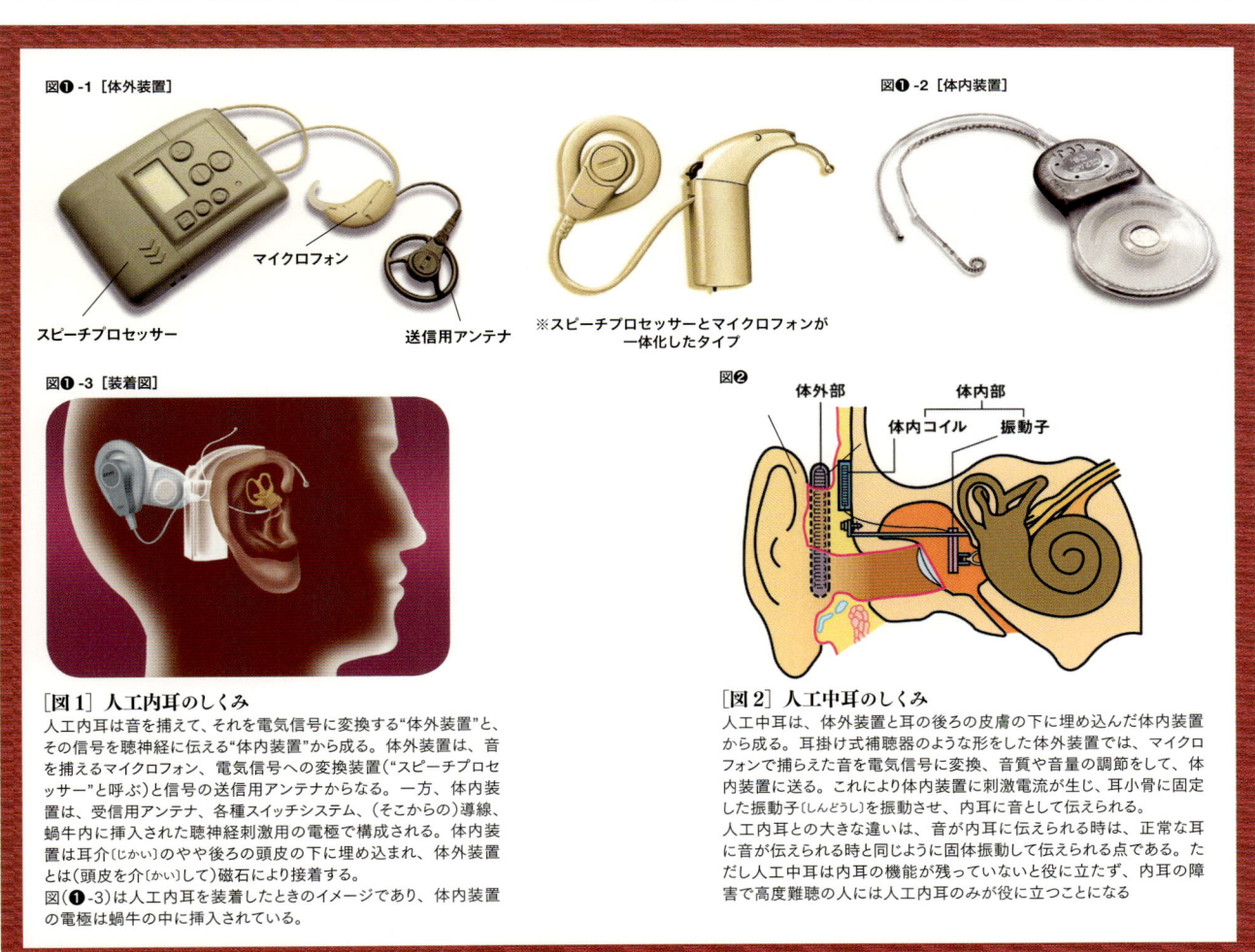

図❶-1［体外装置］ マイクロフォン／スピーチプロセッサー／送信用アンテナ
※スピーチプロセッサーとマイクロフォンが一体化したタイプ
図❶-2［体内装置］
図❶-3［装着図］

［図1］人工内耳のしくみ
　人工内耳は音を捕えて、それを電気信号に変換する"体外装置"と、その信号を聴神経に伝える"体内装置"から成る。体外装置は、音を捕えるマイクロフォン、電気信号への変換装置（"スピーチプロセッサー"と呼ぶ）と信号の送信用アンテナからなる。一方、体内装置は、受信用アンテナ、各種スイッチシステム、（そこからの）導線、蝸牛内に挿入された聴神経刺激用の電極で構成される。体内装置は耳介〔じかい〕のやや後ろの頭皮の下に埋め込まれ、体外装置とは（頭皮を介〔かい〕して）磁石により接着する。
　図（❶-3）は人工内耳を装着したときのイメージであり、体内装置の電極は蝸牛の中に挿入されている。

［図2］人工中耳のしくみ
　人工中耳は、体外装置と耳の後ろの皮膚の下に埋め込んだ体内装置から成る。耳掛け式補聴器のような形をした体外装置では、マイクロフォンで捕らえた音を電気信号に変換し、音質や音量の調節をして、体内装置に送る。これにより体内装置に刺激電流が生じ、耳小骨に固定した振動子〔しんどうし〕を振動させ、内耳に音として伝えられる。
　人工内耳との大きな違いは、音が内耳に伝えられる時は、正常な耳に音が伝えられる時と同じように固体振動して伝えられる点である。ただし人工中耳は内耳の機能が残っていないと役に立たず、内耳の障害で高度難聴の人には人工内耳のみが役に立つことになる

タブーへの挑戦が拓いた音声認識の世界

人工内耳の原理とはどのようなものでしょうか。

内耳は、音という機械信号を電気信号に変える装置です。200年以上前にそのことを実際に確かめた人がいます。それは電池を作ったボルタという人です（ボルタの電池のことは小学校の理科の教科書に出てきます）。

ボルタが自分の兄弟か親戚の人で耳の聞こえない人の内耳に直接電気刺激をしたところ、その人に何らかの音感が得られたとの記載があります。

内耳を電気刺激するためには、内耳に何らかの刺激装置を入れなくてはなりませんが、ボルタは多分内耳の骨の壁を直接電気刺激したのであって、内耳の中に刺激装置を入れたわけではないと思います。内耳は骨で囲まれており、脳と通じている場所です（図❸）。脳も含め内耳はとても清潔な部位で、通常ではほとんど細菌などがいない場所です。それゆえ、かつて耳鼻科医の中では内耳は絶対に触ってはいけない場所と考えられていました。

人工内耳の手術を医療として世の中に出した最大の功労者は米国のウィリアム・ハウスという人です。ハウスの人工内耳は蝸牛の中に1本の針金のような刺激装置（単チャンネル型人工内耳）をもった電極を入れたものでした。この人工内耳ですと音は入るのですが、どんな音を聞いてもほぼ同じに聞こえるという欠点がありました。人工内耳の実用に最初に成功したのはオーストラリア、メルボルン大学のグループであり、1970年代後半には最初の人工内耳手術が行われました。

人工内耳の進歩

メルボルン大学のグループが開発したのは、「多チャンネル型人工内耳」と呼ばれるものです。音は入るが、どんな音を聞いてもほぼ同じに聞こえる、というハウスの人工内耳の欠点を克服するため、複数の電極をもつ刺激装置を蝸牛内に入れて、音を言葉としても理解できることを目指したものでした。

自然界の音——特に会話などは「複合音」と呼ばれ、多くの単純な音（「純音」と呼びます）の組み合わせでできています。蝸牛の働きの1つはこの複合音を周波数ごとにばらばらにして純音に分けることです。

多チャンネル型の人工内耳では、蝸牛入口近くに挿入した電極に電流を送るとその近くの聴神経が刺激されて高音を感じ、先端部の電極であれば低音を感じ取るようにプログラムされています。これは蝸牛は元々入口は高い音、奥は低い音を受け持つように配列されているからです。

しかしながら、音として感じられ

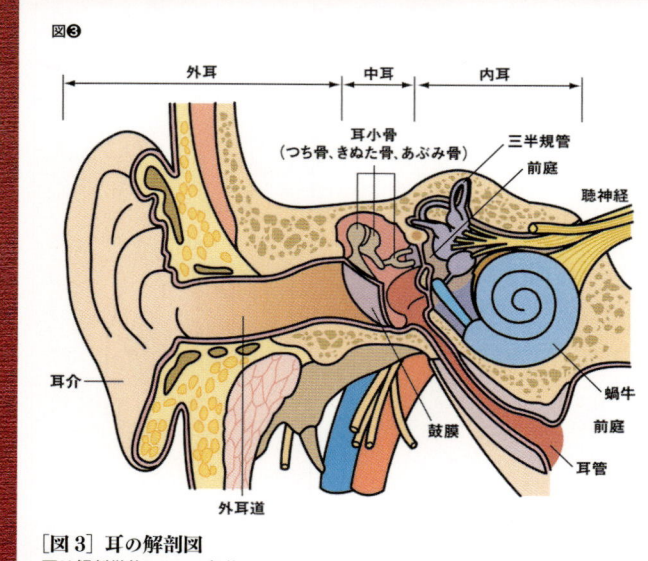

[図3] **耳の解剖図**
耳は解剖学的に3つの部位からなる。耳介と耳の穴（外耳道）を外耳、鼓膜と音を伝える3つの骨（耳小骨）とそれらを含めた蜂の巣のような空間を中耳、音を感知する蝸牛と身体の平衡〔へいこう〕バランスに関係する前庭〔ぜんてい〕・三半規管〔さんはんきかん〕を含める内耳からなる

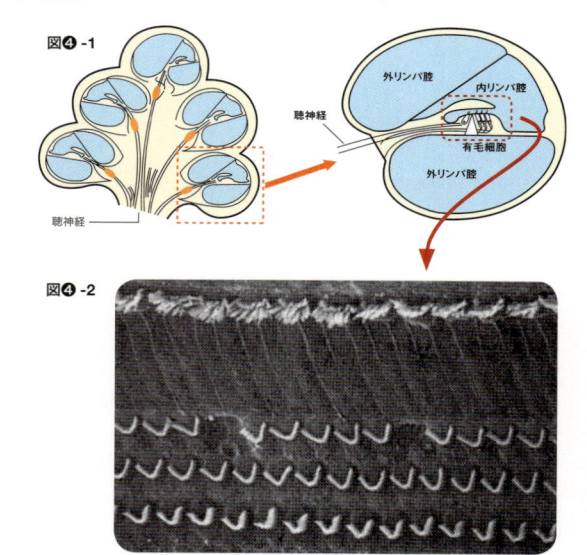

[図4] **有毛細胞のある蝸牛のコルチ器**
蝸牛はカタツムリや巻貝のように巻いており、ヒトでは二巻き半回転している。蝸牛は非常に硬い骨で外側は覆われているが、中には内リンパ腔〔くう〕、外リンパ腔の2つの部屋があり、そこはリンパ液で満たされている（❹-1）。このリンパ液で満たされた部屋の中に音を感知する重要な感覚細胞が並んでいる。この有毛細胞は4列に並んでいて総数約1万5000個もある。ちょうどピアノの鍵盤のようにきれいに配列されている。写真（❹-2）はその有毛細胞の毛を上から眺めたものである

るということと、言葉として理解するということとは違います。

蝸牛でいくつかの周波数に分けられた信号は、電気信号として聴神経に伝えられ（図❺）、そこから脳に入ります。その後いくつかの中継点を経て、大脳の聴覚領野という場所に送られます。音として感じるだけならこれで十分なのですが、言葉として理解するためには、さらにそこから聴覚連合野という場所に信号が送り届けられなければなりません。そこで初めて言葉として理解されるのです。

人工内耳を埋め込んでも、すぐに言葉を聞き取ることはできません。最初は、壊れたラジオ、ミッキーマウスの声やレコードを早く回転したときのような甲高い音などにしか聞こえないこともありますが、専門家によるトレーニングと音を電気信号に変えるプログラムの組み方などにより次第に言葉としての聞き取りができるようになります。もちろん、個人差や難聴の原因（先天的な障害か、あるいは後天的な障害かどうか）などの影響も受けます。

結局、電極が増えた（多チャンネル型は通常、22〜24の電極がある）ことで何が変わったのでしょう。まず、それによって伝えることのできる情報量が格段に増えました。しかし、何より私たちを驚かせたのは、音声情報が脳に送られ、これまで働いていなかった脳の聴覚を受け持つ場所が活動を開始したり、場合によっては従来、聴覚や言語に関与しないといわれていた脳の他の部位までが動き出し、どうやら音声理解に結びついているらしいとした発見でした。

現在、ヒトの大脳皮質にある聴覚中枢は、たいへん柔軟な処理能力を持っていることがわかっています。また、学習することでその処理能力を高めているとも言われているのです。人工内耳を装着した人が聞こえを取り戻すには、厳しいトレーニングの成果だけでなく、こうした理由が実は隠されていたのです。

人工中耳は高性能な補聴器

人工中耳は人工内耳と違い、基本的には「伝音難聴」の人に使用する機器です。補聴器と同じような意味を持ちます。補聴器は音を拡大して鼓膜から耳小骨を介して内耳にその大きな音を送る装置ですが、人工中耳は特に中耳に何らかの問題があって補聴器が効果的に利用できないような中等度からやや高度難聴の人に使用します。しかし、手術が必ずしも容易でないことや同じ手術をするにしても「埋め込み型骨導補聴器」を使用するほうが手術も容易で聞こえもそれほど変わらないため、手術を受けて人工中耳を利用する人の数はそれほど多くはありません。

一方、人工内耳の使用者は世界で約5万人、日本では約4000人に上ります。一般に、1歳半以上で、両耳ともが高度の「感音難聴」であり、やはり補聴器などの装用効果がまったくないか、あるいはほとんど効果が見込めない人が対象です。

人工内耳、人工中耳とも、まだ完成されたものではありませんが、今後さらに改良が加えられ、多くの難聴の方々の助けになっていくと思われます（図❻）。

伊藤壽一

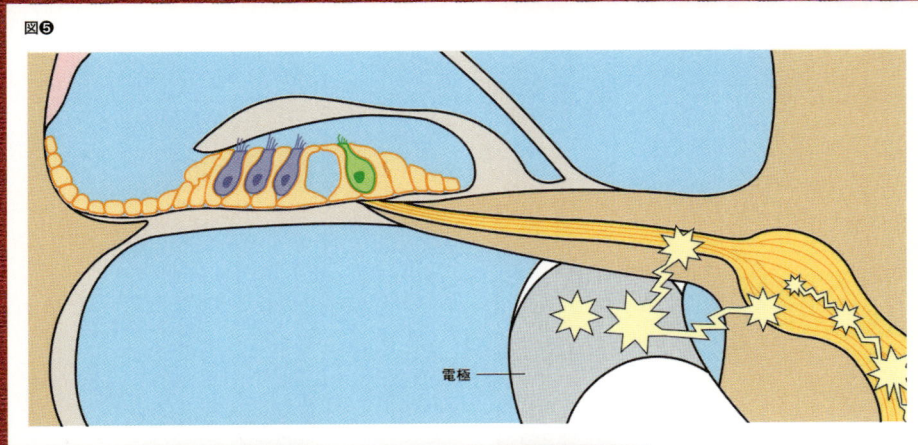

[図5] 音を電気信号に変えるとは
マイクロフォンによって拾われた声や音はアナログ信号なので、まずスピーチプロセッサーでデジタル化、さらにはコード化する。そうすることで、体内装置へ信号を伝えやすく、かつより自然な音に近づける聴覚神経刺激が可能となる。体内装置では体外から送られた信号にしたがい、1つ以上の電極の組み合わせで、螺旋状に配置している有毛細胞につながっている聴覚神経を刺激する。電極の組み合わせのみならず、その刺激の強さやスピードによっても音の聞こえがかわってくる。このように、当初単なる雑音でしかなかったものが、言葉として認識できるまでになったのである。人工内耳の進歩は、この「音声処理（コード化）」の進歩に大きくよると言われる

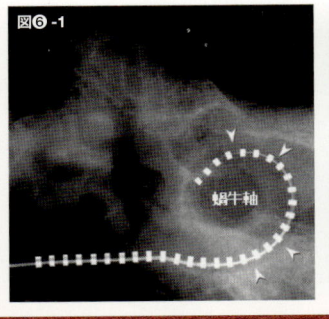

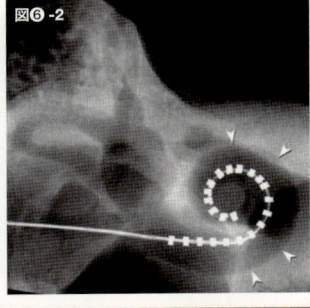

[図6] 電極の進歩
蝸牛の中に置かれた電極は聴神経を電気刺激するものだから、少しでも刺激効率を高めるものがよいと考えられる。このためには電極がなるべく聴神経近くにあるほうが有利なはずである。最近では「蝸牛軸近接型電極」といって、蝸牛軸（蝸牛の中心を通る軸で、ここに聴神経が存在する）に巻きつくような人工内耳電極が考案されている。写真を比べてみるとよくわかるが、この型の電極（❻-2）は蝸牛の中心に巻きついている。このほか現在開発が検討されているものにフィルム状の電極がある。これは、従来の金属製の電極では増やすことが難しいとされていた電極の数をさらに増やそうという試みである

13 人工神経

ワーラー変性と神経再生のメカニズム

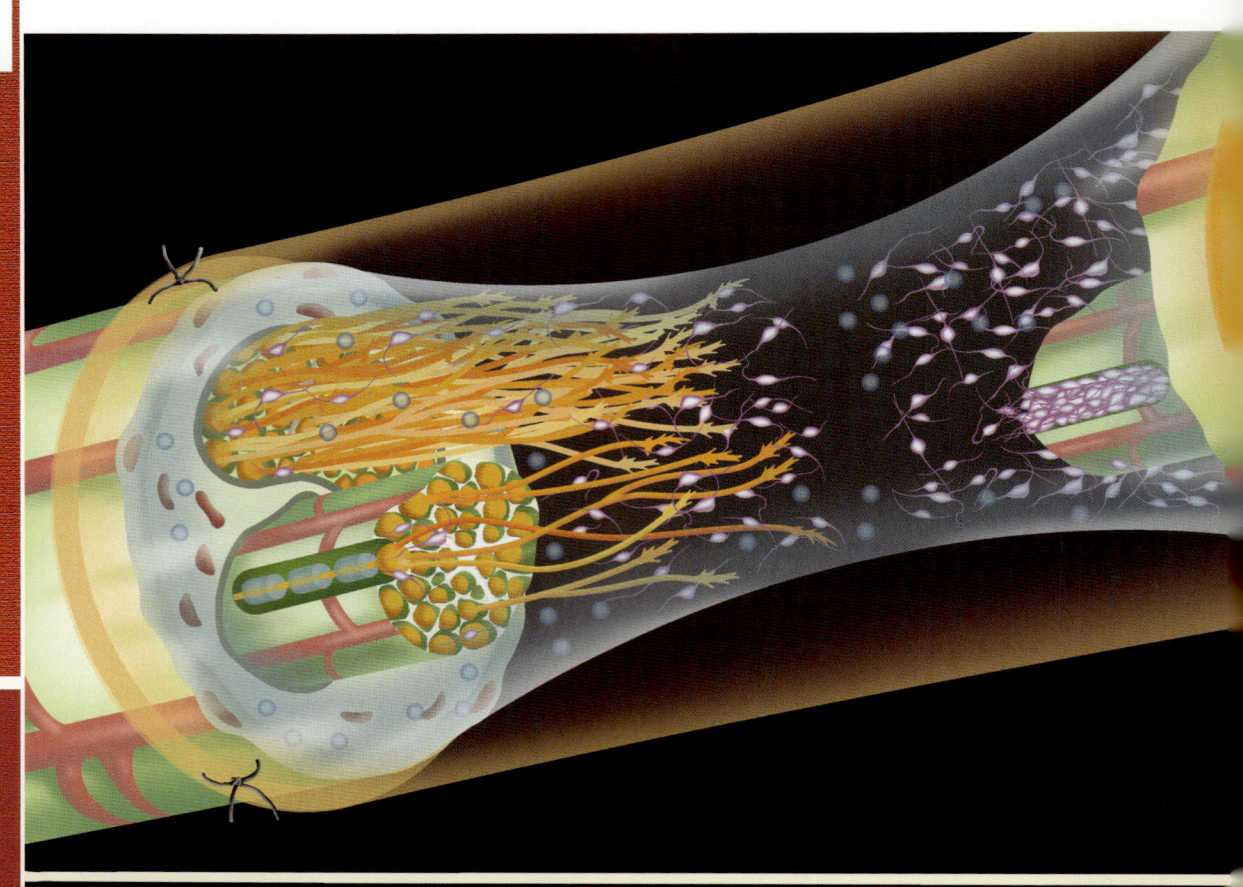

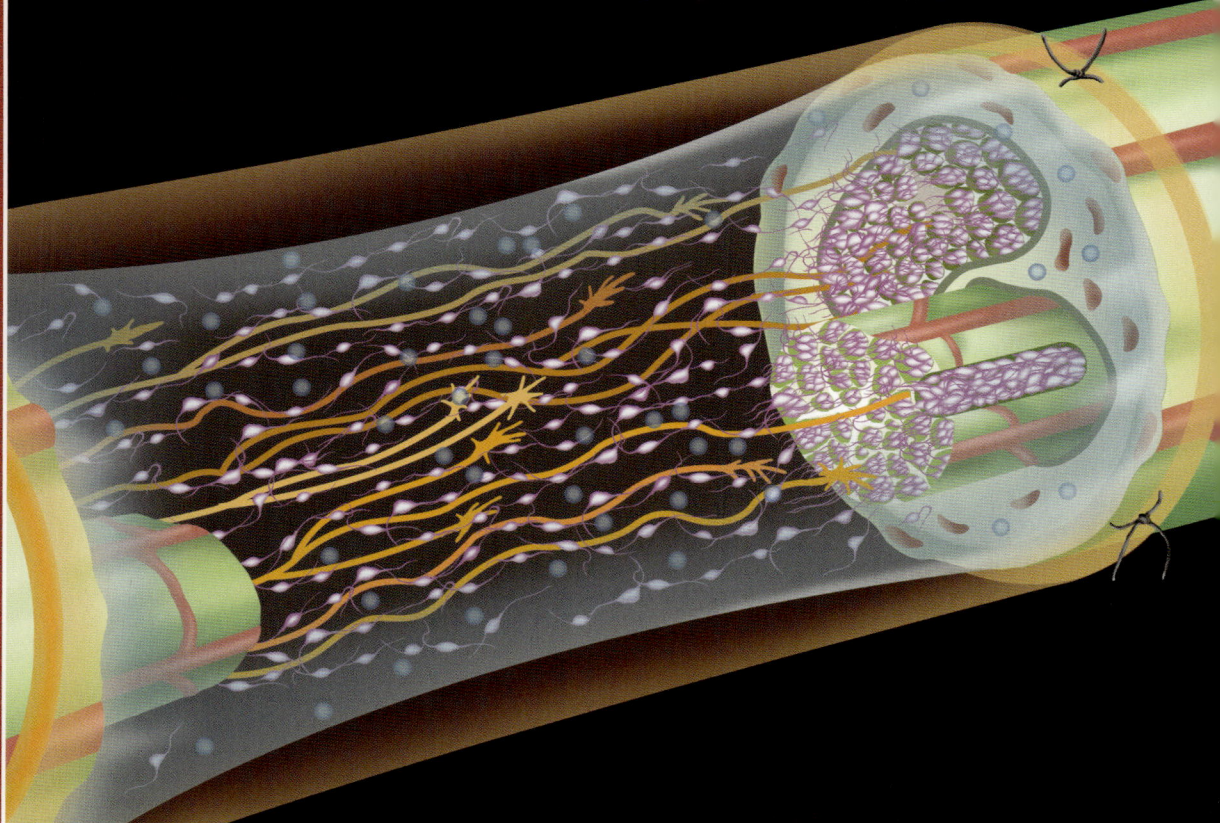

イラスト解説

切断された神経は縫合して治すことができる。しかし、3cmを超えて神経が欠損していると神経を直接縫い合わせることは難しい。こんなときに役立つのが人工神経である。人工神経は損傷した部分に神経の代用となる部品を補うわけではない。切れた神経の端と端をチューブ状のものでただ覆うだけであるが、不思議なことに切れた神経はほぼ元通りにつながるのである。

神経の構造はケーブル線に似ている。ケーブル線が絶縁体に包まれたくさんの細い銅線の束からなるように、神経は神経上膜と呼ばれる結合組織の中に、無数の軸索が集合した束——これは神経周膜という膜によって覆われている——をいくつか持つ。銅線の切断はハンダでつけ直すことができるが、神経は「再生」という現象を伴って修復されなければならない。軸索がぷっつり切れると、細胞体とつながっている中枢側（画面・左）のほうでは、すぐに軸索再生に向けた活動が展開されるのである。

神経再生で最も中心的な役割を果たすのがシュワン細胞（核の前後に脚のようなものを持った細長い細胞）だ。シュワン細胞は、普段は軸索を覆っているサヤ（髄鞘）を形成しているが、損傷により末梢側の軸索が崩壊してできた空間で急速に増殖し、もとあった神経の走行に沿って一列に並ぶ。こうして中枢側の神経（軸索）が、スムーズに末梢側（画面・右）に伸びてこられるようにするための準備を行う。これを「ワーラー変性」という。

イラストは、ワーラー変性に伴う人工神経内部の変化を描いたものである。人工神経の内部では、まずフィブリンというタンパク質を主成分とするゲル状の物質が、速やかに中枢側と末梢側の神経の断端の間を埋める（画面では真ん中がくびれた膜のように描かれている）。中枢側の断端からは再生芽が生じ、シュワン細胞と絡み合うようにして再生された軸索が架橋、フィブリンブリッジの中へと伸びていく（上の絵）。末梢側では、ワーラー変性が急速に進行、断端からたくさんのシュワン細胞がフィブリンブリッジの中へ集まる。そして、シュワン細胞同士が数珠状に連なった足場（シュワン細胞索）が形成されると、それを伝って軸索は伸長し、やがて末梢側の断端面と結びつくのである（下の絵）。

［図1］神経の分布

人間の行動は脳と脊髄〔せきずい〕からなる中枢神経系によって制御〔せいぎょ〕される。中枢神経系は体の隅々に設置された受容器と呼ばれるセンサーにより外力〔がいりょく〕、温度、痛み、明るさ、音など俗に「五感」として知られる様々な情報を収集し、状況を判断し適切な指令を送って臓器の働きや体の動きを制御している。末梢神経は脊髄から体の隅々まで張り巡らされたネットワークケーブル網のようなものである。それぞれの神経の中には膨大な数の軸索が含まれ、脳からの指令や受容器からの情報が軸索の中を往来している

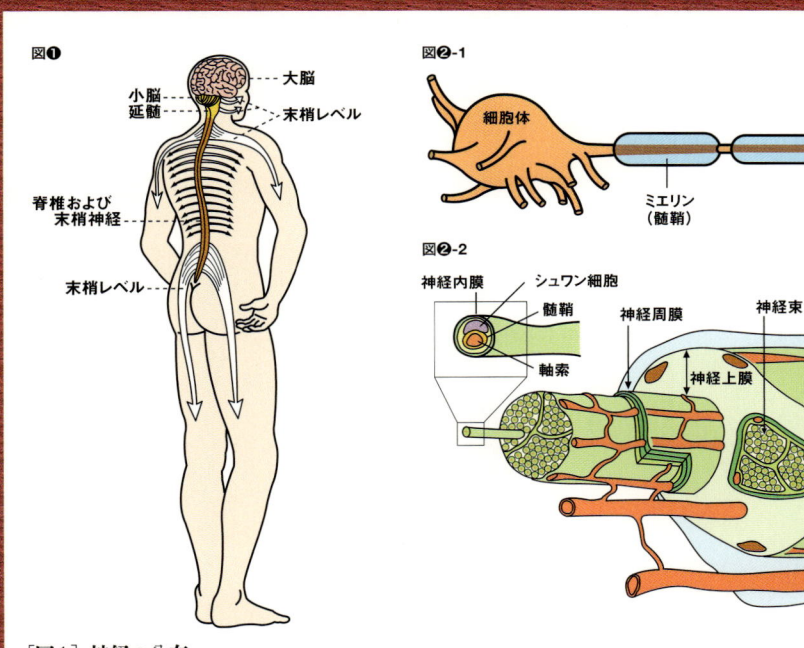

［図2］細胞体の全体図と末梢神経の断面図

神経細胞（❷-1）は直径0.1mm程度の細胞体〔さいぼうたい〕と、そこから長く伸びた（最長1m以上にも及ぶ）軸索と呼ばれる突起とからなる。軸索を取り囲んでいるのはミエリン（日本語では髄鞘〔ずいしょう〕という）と呼ぶものである。
末梢神経（❷-2）は、この軸索の束であるが、その横断面を見ると軸索が詰まった神経束〔そく〕と結合組織からなる部分とに分かれる。神経周膜は神経束を包む膜——軸索が正常に機能できる環境を保つためのいわばバリア——であり、神経上膜は神経束を守るクッションの役割を果たす。
神経束内では軸索1本1本が神経内膜〔ないまく〕に包まれ、さらに髄鞘が軸索を取り囲む。髄鞘を作るのがシュワン細胞であり、軸索が損傷した際には修復、再生に中心的な役割を果たす

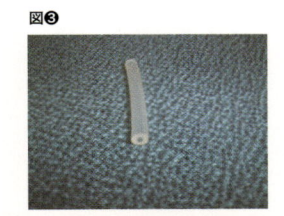

［図3］シリコーンチューブの人工神経

古くは金属製のチューブを試したり、神経の断端間に糸を張ってシュワン細胞の橋渡しをする方法が考えられたりした。しかし、金属製チューブでは、固すぎて関節を曲げたりする時などに神経を傷つけてしまうし、一方、糸のほうは線維芽〔せんいが〕細胞が進入してしまい、周囲に瘢痕〔はんこん〕と呼ばれる硬い組織を作ってシュワン細胞の増殖を阻害してしまう。そこで、シリコーンなどやわらかい素材でできた、マカロニ状のチューブに辿りついた

神経再生の限界に挑むハイブリッド型人工神経

　末梢神経は、体の司令塔である脳や延髄、脊髄といった中枢神経系と、臓器や筋肉、感覚器といった末端を結ぶ神経です。その細胞体は、脳・脊髄など中枢寄りに位置し、軸索が臓器など末端にまではりめぐらされています。脳というサーバーと、体の様々な部分（パソコン端末）をつなぐ光ファイバーのネットワーク網が軸索といえます。1本1本の軸索は、直径0.001～0.02mmと非常に細く、それが束になったものを視神経、坐骨神経などと呼びます。

神経移植の限界

　末梢神経は、再生力の旺盛な組織です。植物の枝を剪定すると、その周囲から新しい芽が生えるように、事故などで軸索が切断されても、断端周囲から再生芽が出てきます。そのため、断端同士を縫い合わせることで、自然と神経はつながります。

　しかし、大幅に欠損してしまった場合は、状況が異なります。神経の断端間に生じた大きなギャップを埋めるため、体の他の部分から（自家神経移植）、あるいは屍体から神経を採取して移植（同種神経移植）します（図❹）。ただし、自家神経移植の場合、目立った機能障害を起こさない神経を選んで採取するとはいえ、他の健康な部分に多少なりとも神経麻痺や痛みなどを生じさせますし、採取できる量にも限りがあります。同種神経移植では、移植した神経が組織的に拒絶されないよう免疫抑制剤を使用しなければなりません。そこで、期待されているのが人工神経です。

　人工神経は神経の再生をサポートするために用いられます。その形状も、シリコーンなどやわらかい素材でできた、単なるチューブに過ぎません（図❸）。しかし、このチューブを介して、断端同士をつなぎ合わせると、神経の再生能力によって、その内部に軸索が伸びてきて適切な相手を見つけ結びつくのです。

ワーラー変性のしくみ

　ここで、神経が再生するメカニズムを詳しく見てみましょう。軸索が切断されると、細胞体とつながっている中枢側では、すぐに修復活動が始まります。一方、細胞体が手出しのできない末梢側の軸索は、急速に崩壊していきます。

　この時末梢側では、軸索とともに、軸索を包んでいたサヤ（髄鞘）も分解されるのですが、それを合図に髄鞘を形成しているシュワン細胞が急速に増殖を開始します。そして、バラバラになったシュワン細胞は、軸索の走行に沿って整列し、やがて軸

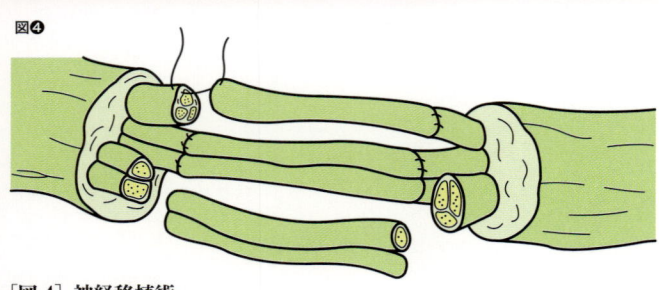

[図4] 神経移植術
神経移植術には直径が1mm程度の神経を下腿〔かたい〕、前腕などから採取して用いる。神経が間違った標的臓器に到達しないように神経断端をよく観察し相手を間違えずにそれぞれの神経束間を連結するように心がける。しかし、実際には神経束の数や形態は頻繁に変化しており、元通りの関係に修復することは極めて困難である

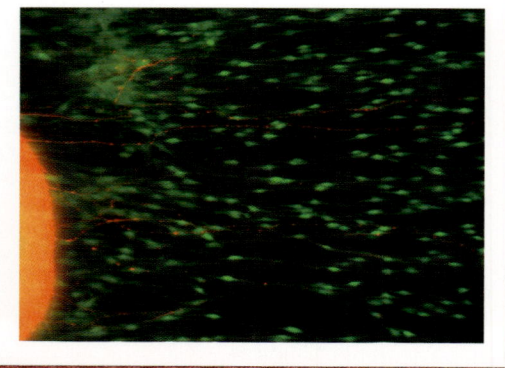

[図5] 培養シュワン細胞上を再生する軸索
シュワン細胞は細胞質から2本の長い突起を伸ばす双極状〔そうきょくじょう〕と呼ばれる形態をしている（❺-1）。フィブリンブリッジの中と同様に、培養条件下でもシュワン細胞は突起を伸ばして縦に配列する性質がある。
シュワン細胞が表面に形成する膜は、神経の接着に必要な分子や神経の成長を刺激する多くの栄養素を含んでいる。このため再生軸索（赤い線維）は、数珠状に繋がったシュワン細胞（緑色の紡錘形〔ぼうすいけい〕細胞）の表面に沿ってまっすぐに伸びていく（❺-2）

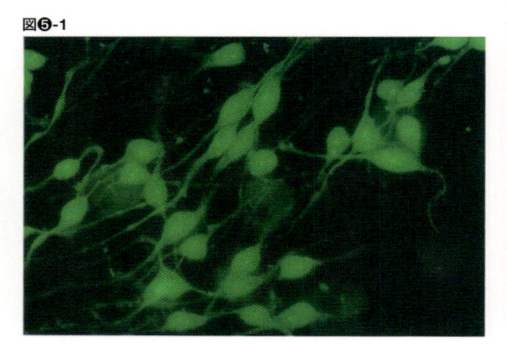

索を覆う膜（神経内膜）の内部を埋め尽くします（シュワン管）。この現象を「ワーラー変性」といいます。

増殖したシュワン細胞は神経栄養因子と呼ばれる様々な物質を産生、軸索の再生や血管の成長を刺激するとともに、軸索が末梢に向かって伸びていくための足場を提供します（図❺）。

神経が順調に再生するためには中枢断端と末梢側の断端が接触しており、発芽した再生軸索がすぐにシュワン管に進入できる状況が必要です。神経を縫合するのはこの接触を確実にするためなのです。ところが、断端間に距離がある場合には、どのように軸索の再生が進むのでしょうか。

神経再生プロセスの完了

神経断端に人工神経を挿入すると、神経断端からの滲出液で人工神経の内部は満たされます。滲出液中には血液凝固因子のひとつであるフィブリンが大量に含まれており、これが凝固してゲル状となり断端間を繋ぐ架け橋となります（フィブリンブリッジの形成）。この架橋の中にはマクロファージ（p62イラスト・青い玉）をはじめとする血球細胞も多数含まれ、神経断端における再生・修復（現象）を刺激します。マクロファージはもともと炎症や修復に関わる細胞であり、損傷した神経の部分に集まることで、末梢側の崩壊した軸索を取り除いたり、シュワン細胞の増殖を促す働きをします。

神経が切断されると末梢断端ではワーラー変性が生じることはすでに説明しましたが、実は中枢断端においても数ミリメートルにわたりワーラー変性が起きることが知られています。この現象は"逆行性変性"と呼ばれ、再生軸索の発芽に極めて重要です。

神経の両側の断端部で進行するワーラー変性により、急速に増殖そしてフィブリンブリッジの中で遊走を始めたシュワン細胞は、最終的にはフィブリンブリッジに代わって断端間を架橋します（図❻）。それとともに、シュワン細胞の表面に沿って軸索は伸び、末梢断端に形成されたシュワン管に進入したあと、その先の臓器や筋肉にまで到達することで神経再生の一連のプロセスを完了します。

ハイブリッド型人工神経の開発

現在、人工神経で橋渡しできる距離は、3cmあまりと限られています。あまり長くなると、生体と土台が違うためか、シュワン細胞がチューブにうまく定着しないからです。

橋渡し可能な距離を伸ばすための工夫の1つとして、シュワン細胞が組み込まれたハイブリッド型人工神経の開発も行われています。あらかじめチューブ内に、培養したシュワン細胞を播いたり、エラスチンやコラーゲンといった生体に含まれるタンパク質でできたゲルを詰め、その中に細胞を入れ込むといった方法です（図❼）。こうした人工神経が実用化されれば、近い将来、正常な神経を犠牲にすることなく末梢神経の損傷を治せるようになると期待されています。

平田　仁

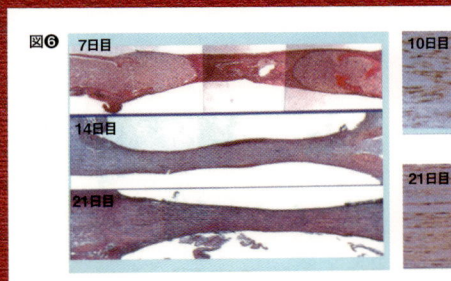

[図6] シリコーンチューブ内でのシュワン細胞索の形成
左は、人工神経で架橋した後のフィブリンブリッジ部分の変化である。7日目、神経断端間はまだフィブリンブリッジにより連結されているが、14日目にはすでにしっかりとした組織に置き換わる。右は、フィブリンブリッジ部分の強拡大像でシュワン細胞は茶色に染まっている。10日目にはばらばらに存在していたシュワン細胞が、21日目には、縦に並んで多数の併走〔へいそう〕するシュワン細胞索を形成していることがわかる。軸索はこれに沿って伸びていく。

[図7] ハイブリッド型人工神経──エラスチンチューブの製法
シリコーンなどのチューブからなる人工神経は3cm以上の神経再生を誘導できない。これは神経断端から遊走するシュワン細胞により架橋可能な距離の限界が3cm程度であるためと考えられている。そこでチューブの中に、培養したシュワン細胞をエラスチンやコラーゲンでできたゲルに溶かしてつめたハイブリット型人工神経（❼-1）を開発することで、この問題の解決が試みられている。エラスチンは弾力性に富む物質で血管壁などに豊富に含まれるが、人工神経をより柔軟にするために用いられる

《エラスチンチューブの製法》
(1) 2本のガラス管（鋳型）の隙間に、架橋試薬を混ぜたエラスチン水溶液を注射器で注入（①→②）
(2) ガラス管の鋳型から取りだしたエラスチンチューブ（③→④）内に、シュワン細胞を浮遊させたコラーゲン／エラスチンゲルを注射器により入れて、人工神経チューブが完成（❼-2）──この状態

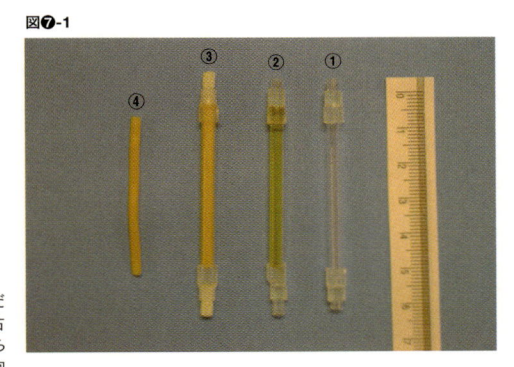

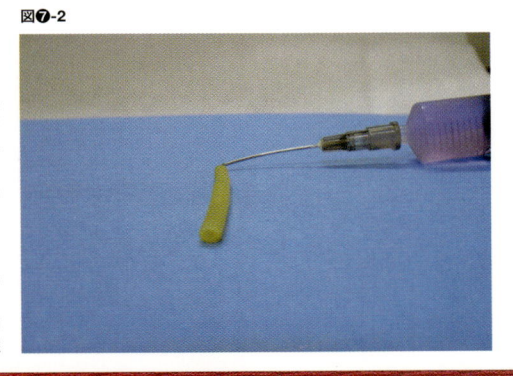

構造系人工臓器の役割　　　　　　　　　　　　　　　　　　　　　text by 岸田晶夫

体の形や骨組みを支えるために

「人工臓器」という言葉でどんなことを思い浮かべますか？ ＳＦ好きの人は「サイボーグ」のように通常の人を超える能力を実現する機械を想像するかもしれませんし、病院の様子を知っている人は何かの機械と人がつながっていて、コンピュータがその横で動いている、という光景を思い浮かべるかもしれません。

現代の「人工臓器」の定義は皆さんが考えるより広がっています。「構造系の人工臓器」とは、皆さんが意識していない人工臓器です。「構造系」とは人間の形や骨組みを支えている、という意味です。ですから、具体的には骨や皮膚など人間の体の形や表面を構成している器官の働きを代行するものを指します。「構造系の人工臓器」は、形や強さなどの物質自体の特性が機能の中心となるような人工臓器です。

構造系人工臓器

- 人工皮膚 皮膚再生と創傷治癒のあいだで ……068
- 人工歯根 快適で強固な噛み合わせを実現 ……072
- 人工関節 究極の関節のデザインとは ……076
- 人工骨 骨と結合する生体活性材料とは ……080

●人工材料と人工臓器

前章までに多くの材料がいろいろな場面で人工臓器に用いられていることがわかってもらえたと思います。ここで簡単にまとめてみますと、材料にはプラスチック、金属、セラミックスの三大材料があります。

さて、体の機能が欠けてしまった部分や働きを補うための人工物を人工臓器と定義すれば、骨や関節、歯、皮膚を置き換えるものも立派な人工臓器です。骨、関節や歯では、非常に大きな力がかかります。ですので、これらの用途に用いるにはまず強度が高くなければなりません。

そういうわけで、ここで紹介する構造系の人工臓器には主として金属やセラミックスが使われています。他の人工臓器ではプラスチックが主役である場合が多いのですが、ここでは金属・セラミックスが主役です。

人工骨や人工関節は、人間の組織の中でも硬いものの代表ですから、セラミックスや金属が用いられることは容易にわかってもらえると思います。ただ、人の骨はタンパク質と無機物の複合材料で、人工物でまったく同じものを作ることは現在でも不可能です。人の体重を支えて、腕や足をスムーズに動かすために、材料の作り方だけでなく、そのデザインも研究対象になっています。

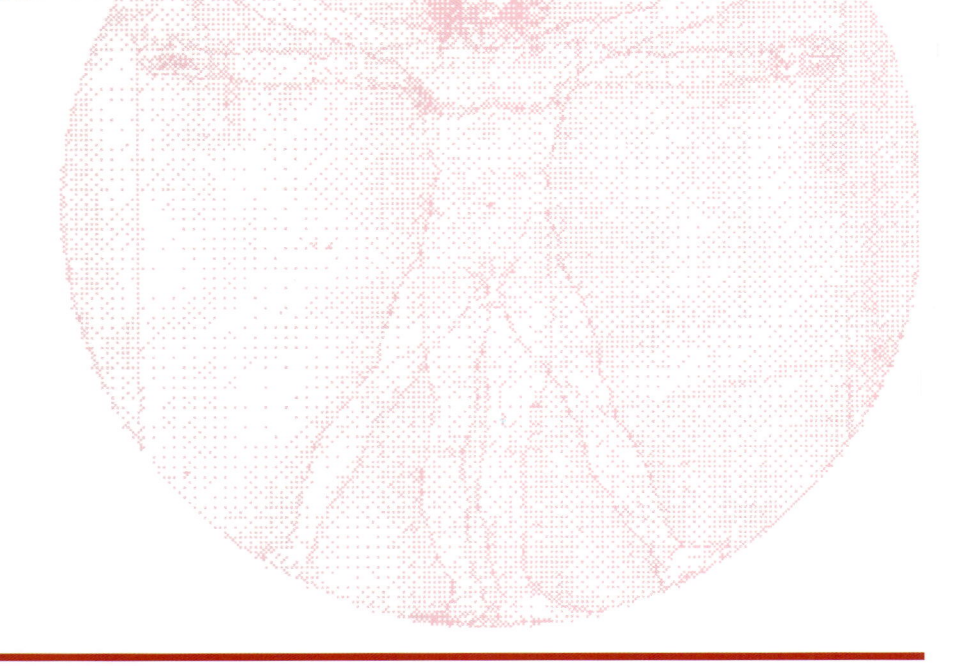

構造系人工臓器

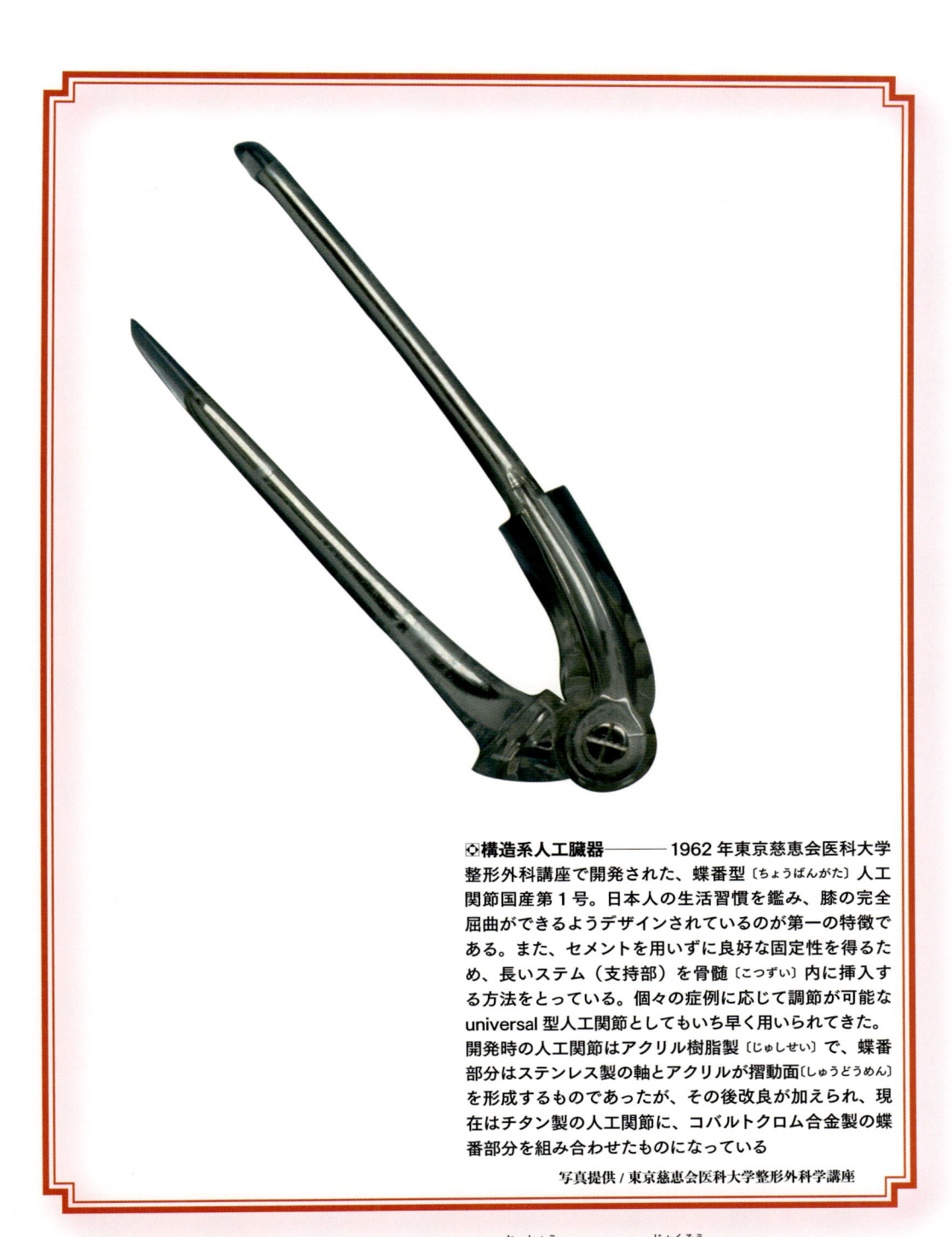

❂構造系人工臓器————1962年東京慈恵会医科大学整形外科講座で開発された、蝶番型〔ちょうばんがた〕人工関節国産第1号。日本人の生活習慣を鑑み、膝の完全屈曲ができるようデザインされているのが第一の特徴である。また、セメントを用いずに良好な固定性を得るため、長いステム（支持部）を骨髄〔こつずい〕内に挿入する方法をとっている。個々の症例に応じて調節が可能なuniversal型人工関節としてもいち早く用いられてきた。開発時の人工関節はアクリル樹脂〔じゅしせい〕製で、蝶番部分はステンレス製の軸とアクリルが摺動面〔しゅうどうめん〕を形成するものであったが、その後改良が加えられ、現在はチタン製の人工関節に、コバルトクロム合金製の蝶番部分を組み合わせたものになっている

写真提供／東京慈恵会医科大学整形外科学講座

●**すぐれた医療技術の成果** 人工皮膚は、主として熱傷〔ねっしょう〕（やけど）や褥創〔じょくそう〕の治療に用いられます。皮膚の機能は、水分蒸散の管理と外来病原菌〔がいらいびょうげんきん〕の排除です。最も簡単な人工皮膚はシリコーンゴムのシートでした。ただ単純に傷をカバーするという機能しかありません。現在の人工皮膚は、多種多様なものがあります。ここでは、命を助けるためだけでなく、見た目もよりきれいに治すことができる「再生医学」の技術を取り入れた最新の人工皮膚を紹介します。

人工歯根〔しこん〕は入れ歯に代わる新しい治療法です。入れ歯自体は江戸時代からある非常にすぐれた咀嚼〔そしゃく〕補助具ですが、職人の技術がものをいうため、個々の人々にフィットさせることがなかなか困難ですし、手入れも面倒です。人工歯根は、新しい歯を埋め込む方法で、現在、広がりつつあります。

これらの「構造系・材料系の人工臓器」に共通するのは、一見すると普通の材料を高い技術で加工することによってすぐれた医療技術としている、ということです。また、構造や代替する機能が単純である、ということも共通しています。しかし、その単純な役割の裏側に研究者の創意工夫がいかに多く詰め込まれているかを感じ取ってもらいたいと思います。

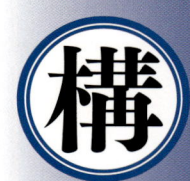

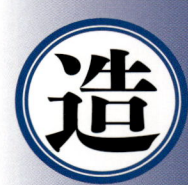

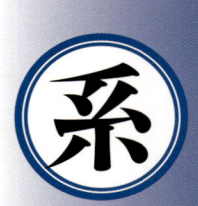

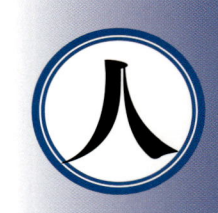

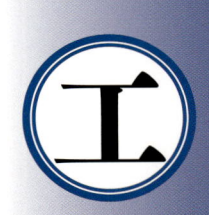

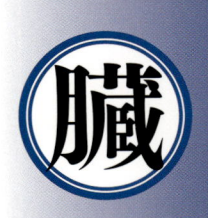

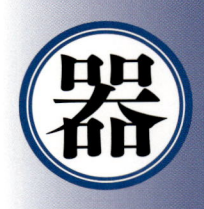

14 人工皮膚

皮膚再生と創傷治癒のあいだで

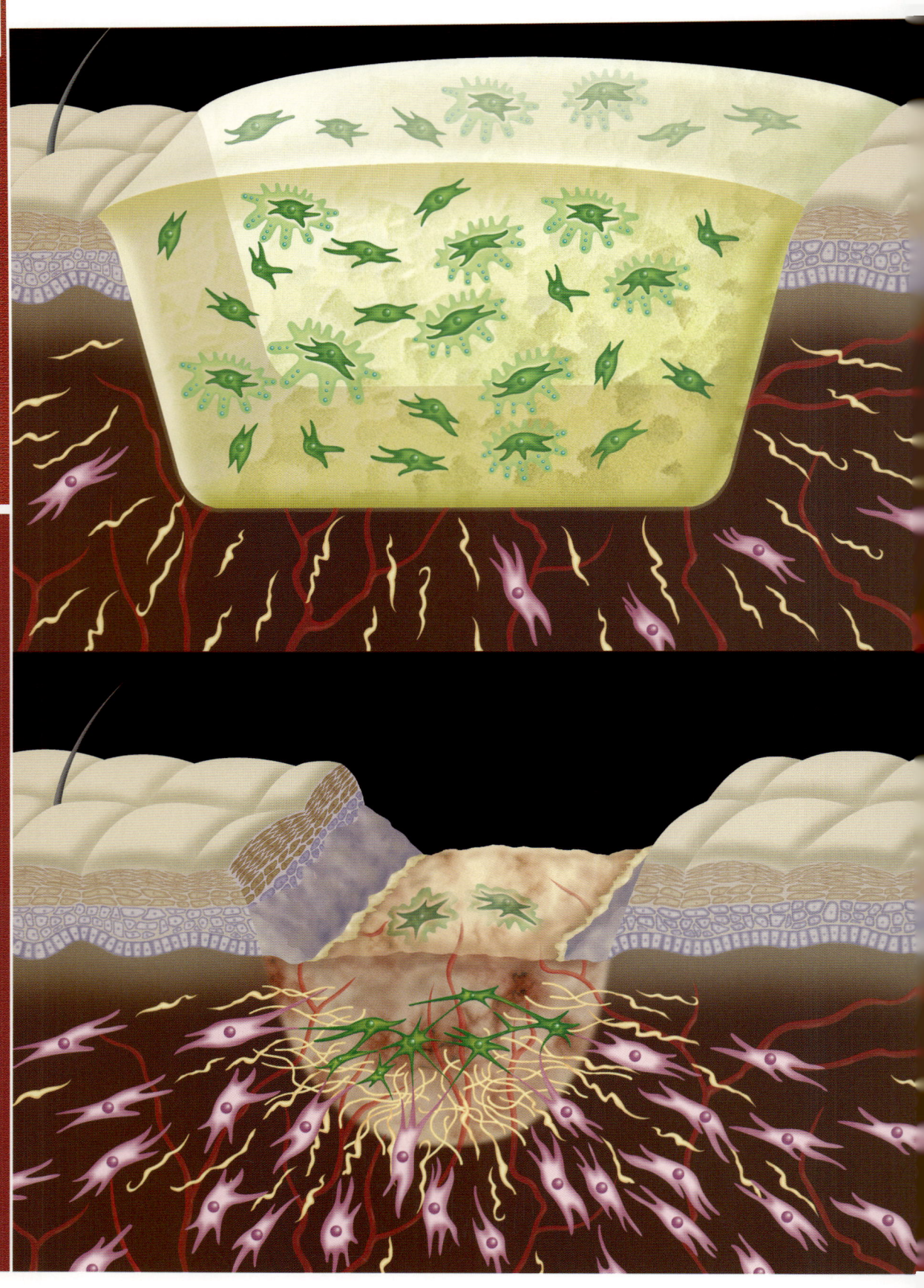

イラスト解説

　重量が大人の体重の15%にもおよぶヒト最大の臓器と聞いて、いったい何を思い浮かべるだろうか。答えは皮膚である。皮膚は病原菌の侵入に対するバリア、および体からの水分の流失を防ぐバリアとしての機能のほかに、多種多様な働きをしている重要な臓器である。

　皮膚の特徴としてまずあげなければならないのは、その再生・修復能力の高さであろう。ちょっとした皮膚への傷は、いつの間にかきれいに治ってしまう。しかし、傷口が深かったり、広い範囲にわたった場合、治りは遅く、また痕が残ったりすることもある。

　皮膚へのダメージがもっと深刻な場合、たとえば深達性2度以上の熱傷（やけど）や褥瘡（床ずれ）などは、皮膚の盛んな再生・修復力をもっても回復が容易ではない。

　そのようなときに役立つのが人工皮膚である。人工皮膚には2種類ある。1つは、「創傷被覆材」と呼ばれるものであり、動物組織から採取した成分をスポンジやシート状にしたものや、合成高分子材料を利用したものである（図❹参照）。もう1つは、「培養皮膚代替物」と呼ばれるものであり、患者本人の細胞や他人の細胞を使って作製したものである。

　最も実用化が進んでいるのが、患者本人の角化細胞を使った"自家培養表皮"と、他人の線維芽細胞を使った"同種培養真皮"である。

　さて、左のイラストをご覧いただきたい。2つの絵は、同種培養真皮を傷口に用いたときの治療の経過を描いたものである。上の絵の中央、半透明な物質――培養真皮それ自体を表す――の中にある細胞が他人由来の線維芽細胞である。何か物質を分泌しているのがわかるだろうか。それは、細胞成長因子と呼ばれる生理活性物質である。また、周りからは同じ形をした細胞が集まってきている。これは患者本人の線維芽細胞である。下の絵は集まってきた患者本人の線維芽細胞が肉芽組織という新生血管を伴った新しい組織を形成している場面になる。少し収縮した肉芽組織の上を傷の周辺から角化細胞が移動する。

図❶ 皮膚の構造

（表皮／角質／基底膜／皮脂腺／真皮／毛根／毛乳頭／汗腺／血管／毛包／皮下脂肪層／脂肪組織）

[図1] 皮膚のしくみ

皮膚は、表皮と真皮と皮下組織（脂肪層）の3つの部分から構成されている。表皮は、卵の殻の内側にある薄い膜のような厚さの膜であり、その最も外側にあるのが角質〔かくしつ〕と呼ばれる層である。表皮は、外界からの細菌の侵入を防ぎ、水分蒸発の管理を行う。一方、真皮には、汗腺〔かんせん〕や毛のう、血管などの器官が分布し、コラーゲンを主とした線維やヒアルロン酸などの基質〔きしつ〕成分により厚い層が形成されている。皮下組織は、皮膚とその下にある筋肉や骨との間にあたる部分であり、外力が加わった際にその衝撃を和らげるためのクッションの役目を果たす

[図3] 自家あるいは同種（他家）の培養皮膚代替物――その種類

組織工学（Tissue engineering）技術の進歩のおかげで、（患者）本人や他人の細胞を利用した人工皮膚をつくることができるようになった。本人の細胞を使ったものは免疫拒絶〔めんえききょぜつ〕されない。つまり、自分の皮膚を移植するのと同様に組織として永久に生着する。一方、他人の細胞を使ったものは生着はしないが、他人の細胞が産生する成分が治癒〔ちゆ〕を促進する効果がある。中でも線維芽細胞から産生される、さまざまな細胞成長因子は創傷治癒にすぐれた効果を持つ。
培養皮膚代替物は、その利用する細胞の種類によって分類されている。角化細胞を利用したものを"培養表皮"、線維芽細胞を利用したものを"培養真皮"、角化細胞と線維芽細胞を利用したものを"培養皮膚"と呼んでいる。そして、自身の細胞を使用したものには「自家〔じか〕」を、他人の細胞を使用したものには「同種」あるいは「他家〔たか〕」を付けて、それぞれさらに区別する

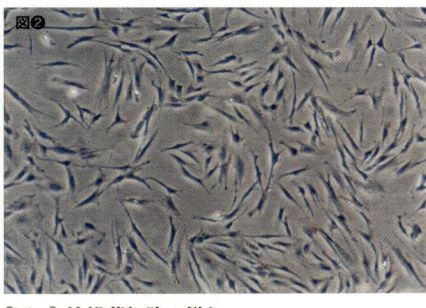

[図2] 線維芽細胞の働き

線維芽細胞は、真皮層の中に広く存在している。真皮層は、コラーゲンを主体とした線維性組織から成るが、そのコラーゲン線維を産生しているのが線維芽細胞である。また、線維芽細胞の働きとして重要なのは、皮膚組織が大きな損傷を受けたときの一連の反応である。傷を受けて2、3日もすると、線維芽細胞は損傷部位へと移動し始め、集まったものが損傷部位の修復、すなわちコラーゲン線維の産生を行う

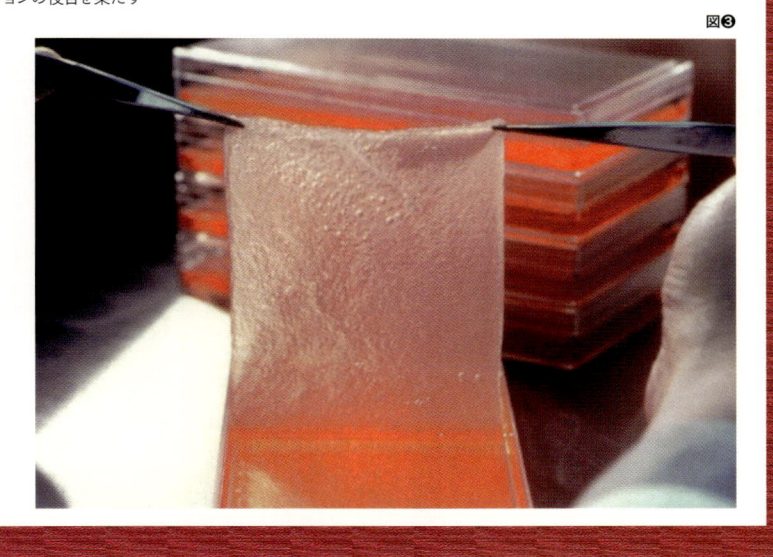

他人由来の細胞を用いた皮膚再生の医療技術

真皮層に達する損傷を受けた際には、1) 血管応答（出血や血管収縮）、2) 血液凝固（かさぶたができる）、3) 炎症反応（白血球が細菌を食べて除去する）、4) 肉芽組織形成（線維芽細胞がコラーゲンを作る）、5) 表皮形成（表皮細胞が増殖し傷跡を覆う；図❺）といった一連の組織応答が部分的に重なりながら順番に進行します。

このような組織応答を制御しているものは、複数の細胞成長因子などの生理活性物質です。その基本的な働きは、正常な組織から組織損傷部位に細胞を呼び寄せ、その細胞の働きや増殖を促すことです。これらの作用により、結合組織が形成され、その上を傷の周辺から角化細胞（表皮を構成するもととなる細胞）が移動して再表皮化を行います。

たとえば、転んで足に小さな傷ができた時を考えてください。傷ができると初めに出血します。そして、血が止まり、やがて乾燥してかさぶたができます。かさぶたの下では、白血球などの炎症細胞が雑菌を殺し、やがて新しい組織ができます。その上を傷のまわりから角化細胞が移動して表皮ができます。そして、かさぶたは剥がれ落ちます。かさぶたは傷の再生部分を保護するという大切な働きをしています。

傷が小さい場合にはかさぶたが働いてくれますが、傷が大きい場合は、かさぶたが傷を覆いきれないときがあります。そのまま何もしないでおくと、傷は空気に触れ続け、菌に冒されたり水分が蒸発したりして、命に関わる事態にもなりかねません。このような大きな傷を負った場合にかさぶたの代わりとなって傷を守るものが必要となります。それが人工皮膚です。

大きな傷の代表が、熱傷、すなわちやけどです。やけどの治療に大きく貢献するものが人工皮膚です。人工皮膚は、専門的には「創傷被覆材」と「培養皮膚代替物」に分けます。前者は、文字どおり、創傷面を被覆して、その下で創傷治癒を促進することを目的としたものです。後者は、皮膚由来の細胞を応用して、細胞が産生する細胞成長因子などの生理活性物質により、積極的に創傷治癒を促進することを目的としたものです。

同種培養真皮の創傷治癒

最近の皮膚再生に関する生物学の中で、特に「創傷治癒」という学問分野の基礎研究結果の蓄積により、細胞成長因子とよばれるポリペプチドが極めて重要な働きをしていることが明らかになってきました。その基礎研究の成果を臨床応用に反映させることが注目されてきました。その代表的な応用例が「同種培養真皮」です。

最先端の組織工学（Tissue engineering）の技術を用いて作製され

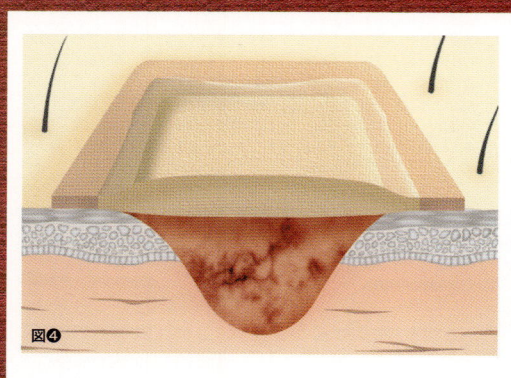

[図4] 創傷被覆材と培養皮膚代替物
傷口から滲〔し〕み出てくる体液（滲出液〔しんしゅつえき〕）には、傷ついた組織を再生させるための重要な成分が多く含まれている。この滲出液を傷口に適量（外へ漏らさないで）貯めて保湿環境を整え、細菌などの感染を防ぎながら、傷口を保護するのが創傷被覆材の目的とするところである。図の中央・厚みのあるシート状のものが水分を吸収するパットである。パットを覆い皮膚に固定する透明のフィルムは、通気性を保ちながら、水分を外へ漏らさない状態で傷口を完全に密封・保護している。一方、培養真皮などの培養皮膚代替物では、それ自体が組織再生のための細胞成長因子を産生でき、積極的に肉芽組織と表皮の形成をはかるなど、創傷治癒の促進という点で創傷被覆材よりも優れている

[図5] 角化細胞と表皮化のメカニズム
角化細胞は、表皮と真皮の境界にある基底膜〔きていまく〕上（図❶参照）に存在する。繰り返し分裂する能力を有する角化細胞は、細胞の形態を変えながら上層の角質層へ移動する。角質は、死んだ細胞が積み重なった層であり、外部からの細菌の侵入を阻止することができる。
角化細胞は、表皮の基底膜上のほかに毛のうや汗腺にも存在する。表皮が損傷を受けると、傷の周辺や皮膚付属器官から分裂した角化細胞が創傷面を覆い、次の段階で分化を始めて重層化し表皮を再建する

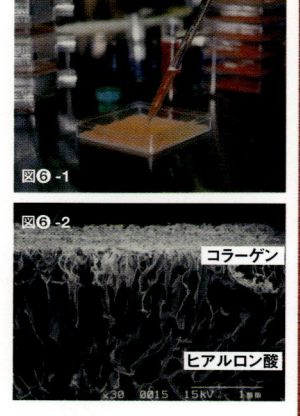

[図6] 同種培養真皮の製造
同種培養真皮を製造するために必要な線維芽細胞を得るために、皮膚の小片（1cm×1cm）を入手し、特殊な処理を施して線維芽細胞を採取して継代〔けいだい〕培養する。つぎに、コラーゲンとヒアルロン酸から成るスポンジ状の基材（細胞の足場となるもの）に線維芽細胞の浮遊液を滴下〔てきか〕し（❻-1）、培養液を加え1週間培養すると10cm×10cm大の"同種培養真皮"ができあがる。
❻-2の写真は、スポンジ状基材の断面構造である。コラーゲンと、ヒアルロン酸の二層構造となっている

る「培養皮膚代替物」には、本人の細胞を使用したものと他人の細胞を使用したものがあります。前者は、本人の細胞を使用しているため免疫拒絶反応が生じません。一方、後者は、免疫拒絶反応により徐々に他人由来の細胞は排除されます。しかし、その間に、他人由来の細胞によって産生される種々の細胞成長因子が治癒を促進するのです。

現在、最も期待されている皮膚の再生医療技術が「同種培養真皮」です。「同種」ですから、他人の線維芽細胞を利用します。なぜ線維芽細胞なのでしょうか。実は、角化細胞に比べて線維芽細胞は免疫拒絶反応が低いため、より長期間、創傷面に存在して細胞成長因子を産生し続けます。また、線維芽細胞は、もともと真皮層に存在しているため、より深い傷を治癒するのに必要な細胞成長因子や細胞外基質を産生するからです。

ポリペプチドとヒアルロン酸の働きに注目

ここで最初のイラストに戻って、その創傷治癒の過程やしくみについて詳しく見てみましょう。厚みが3ミリほどの同種培養真皮――コラーゲンとヒアルロン酸から成るスポンジ状の基材（図❻）――は、創傷面に適用されると、数日で部分的に酵素分解され、ゲル状になります。その間、培養真皮のシートの中に組み込まれていた他人の線維芽細胞は細胞成長因子を産生し続け、やがて患者本人の線維芽細胞が周囲から集まってきます。

周囲の正常な組織から組織損傷部位への線維芽細胞の移動は、あくまで生体反応にもとづく動きではありますが、積極的に線維芽細胞の移動を促す力が働いてもいるのです。その鍵を握っているのが培養真皮の基材であるコラーゲンとヒアルロン酸です。

部分的な酵素分解に伴い分子状になったコラーゲンは'ポリペプチド'になり、このポリペプチドが線維芽細胞にとっては正常部位から創傷部位へ移動する際のシグナルとなります。同じく部分的に酵素分解されたヒアルロン酸はまた、細胞の移動をスムーズにする働きをします。このような働きにより、多くの線維芽細胞を創傷面に集めることができるのです。

創傷面に集まった線維芽細胞は、増殖を繰り返し、さらにはコラーゲン線維の産生を盛んにおこなって肉芽組織を形成します。このとき、肉芽組織内に新しくできた血管網が線維芽細胞の活動に必要な栄養分を供給するのです。そして、その血管網の構築を助けているのが実は他人の線維芽細胞によって産生された種々の細胞成長因子です。

当初は、細くまばらで不規則な配列をしていた肉芽組織のコラーゲン線維も、次第に太くなり配列を整えていきます。傷口が小さい場合、肉芽組織は少し収縮し、その上を角化細胞が傷の周辺から移動して表皮を形成します。

培養皮膚代替物の中で最も実践的なのは同種培養真皮です。自家の細胞を使った培養皮膚代替物は、技術的な問題を考えると、まだ多くの課題を残しています。例えば、緊急性を要する場合や高齢者の場合は、すぐに十分量の細胞を用意することが不可能です。他方、他人の細胞を使う同種培養表皮や同種培養皮膚と比較した場合にも、創傷治癒の効果やコスト面から総合的に判断すれば、やはり一番優れているのは同種培養真皮といえるでしょう（図❼、❽）。

黒柳能光

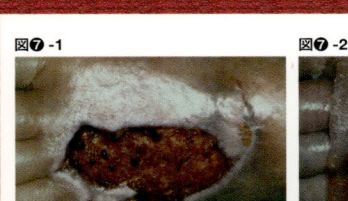

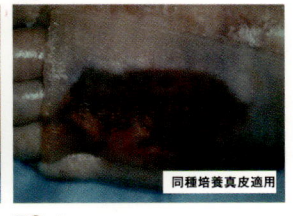

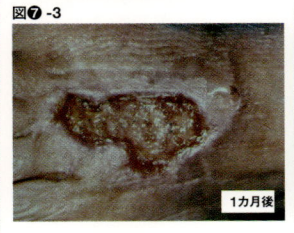

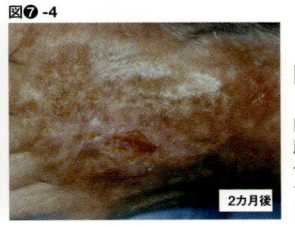

[図7] 同種培養真皮を用いた治療
長年、種々の医薬品の適用により治療を試みたが改善のみられなかった症例に同種培養真皮を適用した。95歳女性の難治性皮膚潰瘍〔かいよう〕の壊死組織を切除した創傷面に同種培養真皮を適用し、2カ月後に治癒した。基本的には、1週間に1度、外来日に同種培養真皮を適用することにより劇的な創傷治癒促進効果が見られた

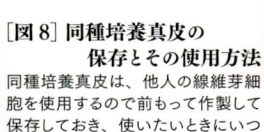

図❼-1 壊死組織切除
図❼-2 同種培養真皮適用
図❼-3 1カ月後
図❼-4 2カ月後

[図8] 同種培養真皮の保存とその使用方法
同種培養真皮は、他人の線維芽細胞を使用するので前もって作製して保存しておき、使いたいときにいつでも使える利点を持つ。
出来上がった同種培養真皮は特殊な方法で冷凍保存される。培養液を凍結保存液に交換後、毎分マイナス1℃の速度でマイナス4℃からマイナス60℃まで冷却して凍結させ（❽-1）、マイナス152℃の超低温フリーザー内で保存する（❽-2）。
使用する際には、37℃で急速解凍した後、凍結保存液を洗浄除去してから使用する

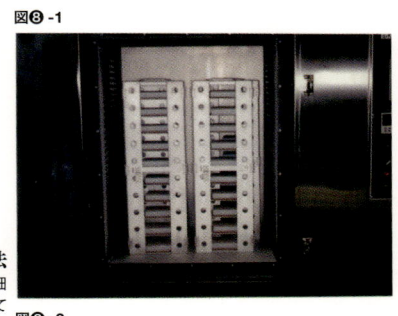

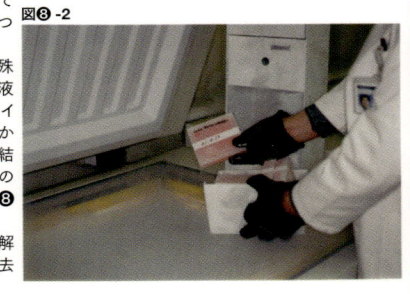

15 人工歯根

快適で強固な嚙み合わせを実現

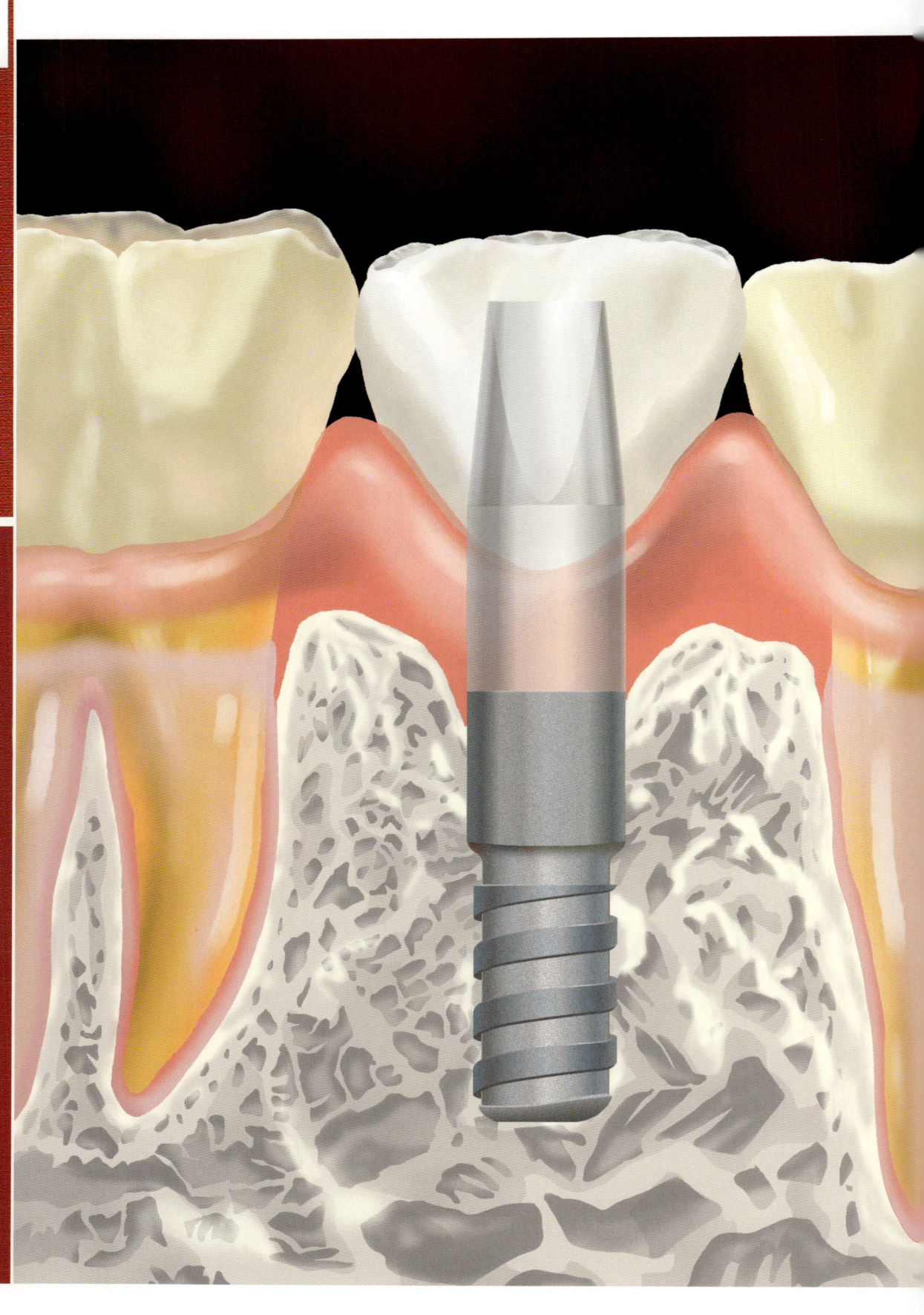

イラスト解説

　抜けた歯を補う技術には（総・部分）入れ歯、ブリッジ、差し歯、そして人工歯根がある（図❸参照）。人工歯根は、根っこの部分から人工の歯に植え替えるものだ。歯には時に数十キロもの力がかかるが、人工歯根はそうした圧力によく耐えなくてはならない。咬み合わせの時には上下の圧縮力だけでなく、斜めの力も多くかかる。

　また、人工歯根は顎の骨（歯槽骨）に埋め込まれるため、骨すなわち生体となじみの良い素材であることも求められる。骨に人工歯根を入れると細胞がそれをキャッチし、異物だと認識すると、それを隔離しようと周囲を柔らかい組織で覆ってしまう（線維性組織による被膜形成、カプセル化現象）。すると、人工歯根は骨と結合できず、間にできた組織のためにぐらぐらとゆらいでしまうのである。

　現在、人工歯根の主材料として用いられているのがチタンである。チタンには、細胞との親和性が比較的良く、生体となじんで周囲の骨としっかりと結合するという特性がある。これは、チタン表面に歯や骨とよくなじむリン酸カルシウムや、骨の形成に密接な関係があり細胞が付着する足場となる骨性タンパク質が吸着しやすいためと考えられている。そのうえ、強度も高く軽量である。

　最近は加工性のよい純チタンだけでなく、アルミニウムやバナジウムなどを混ぜた強度のより高いチタン合金も、人工歯根の主材料として用いられるようになっている。

　人工歯根を用いた治療は、実は歴史的にまだ浅いものである。それゆえさまざまな課題も抱えている。治療には時間もお金もかかるし、治療後は口の中を常に清潔に保つなどの注意が必要だ。また、天然の歯との一番の違いはやはり5年、10年と時間が経つ中で"ゆるみ"を生じる場合があるというものである。

　これは硬い（材料である）人工歯根と、硬い骨（歯槽骨）——硬いといっても金属と比較するとはるかに柔らかい——とがじかに接合しているために、大きな力が加わるとそれを吸収しきれず骨との結合に歪みが生じることにある。また、永い時間が経つと表面のコーティング層が剥離したり、周囲の骨が生体内の代謝によって吸収されることによるともいわれている。

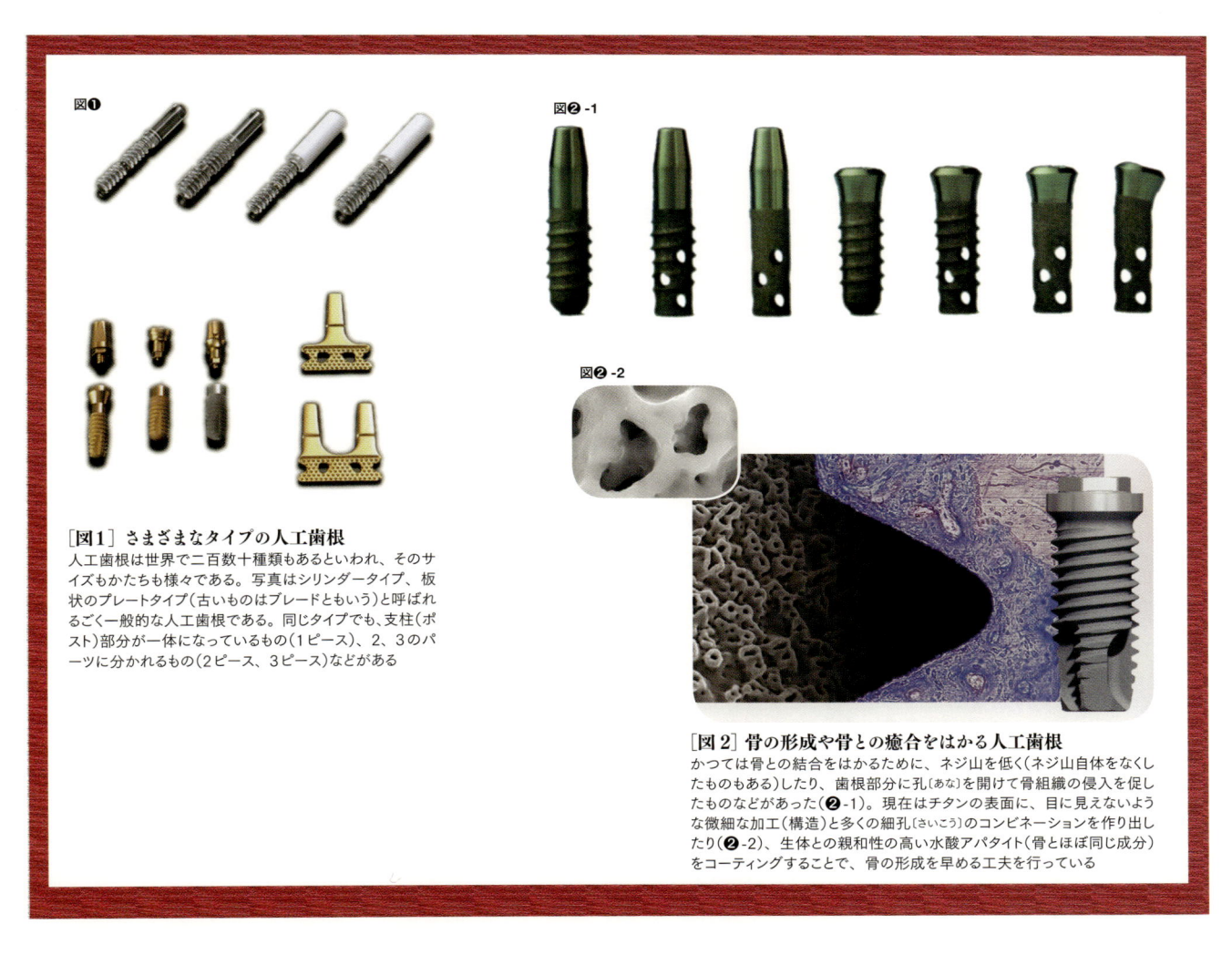

[図1] **さまざまなタイプの人工歯根**
人工歯根は世界で二百数十種類もあるといわれ、そのサイズもかたちも様々である。写真はシリンダータイプ、板状のプレートタイプ（古いものはブレードともいう）と呼ばれるごく一般的な人工歯根である。同じタイプでも、支柱（ポスト）部分が一体になっているもの（1ピース）、2、3のパーツに分かれるもの（2ピース、3ピース）などがある

[図2] **骨の形成や骨との癒合をはかる人工歯根**
かつては骨との結合をはかるために、ネジ山を低く（ネジ山自体をなくしたものもある）したり、歯根部分に孔（あな）を開けて骨組織の侵入を促したものなどがあった（❷-1）。現在はチタンの表面に、目に見えないような微細な加工（構造）と多くの細孔（さいこう）のコンビネーションを作り出したり（❷-2）、生体との親和性の高い水酸アパタイト（骨とほぼ同じ成分）をコーティングすることで、骨の形成を早める工夫を行っている

第二の永久歯といわれるまでになった人工歯根

　歯肉の表面にかぶせる入れ歯とは違い、根本から人工の歯に入れ替えるのが人工歯根です（図❹）。顎の骨に埋め込んだ支柱に、「歯」に当たる歯冠（しかん）が乗っている構造で、入れ歯などに比べ安定性が高いという特徴があります。そのため、何十年にもわたって使用可能です。

チタン製人工歯根の登場

　人工歯根では、何を素材とするかが大きな問題となってきました。求められる条件は2つです。細い支柱には、歯のかみ合わせ時に上下からだけでなく、斜め方向からの「曲げ」の圧力もかかります（図❺）。この数十キログラムに及ぶ咬合力（こうごうりょく）に耐えられる強度を持っていることが、まず第一の条件です。

　第二の条件は、支柱を骨に埋め込んで何十年も使用するため、骨（生体）となじみのよい素材であることです。生体は、異物をキャッチすると、それを排除しようと、免疫反応（めんえき）を起こします。その最たるものが、線維組織で人工歯根をくるんで隔離してしまう"カプセル化現象"です。

　人工歯根が治療に汎用（はんよう）されるようになった20世紀以降、様々な素材が試されてきました。1965年には、ブレーネマルクによって、錆びにくく強度の高い金属であるチタン製の人工歯根が開発されました。その後も、アルミナの単結晶（サファイア）や多結晶、リン酸カルシウムを焼き固めた水酸アパタイト・セラミックスなどを、次々と登用しました。しかし結局、主素材として、現在まで生き残ったのはチタンです。

チタンの生体適合性

　一時期盛んに使われたアルミナ単結晶は、曲げの力に強く第一の条件はクリアしていましたが、生体とのなじみの悪いことが致命的な欠点でした。それに対し、水酸アパタイト・セラミックスは生体適合性が非常に高く、脚光を集めました。人間の歯は、歯乳頭（しにゅうとう）という原型組織の周囲に、

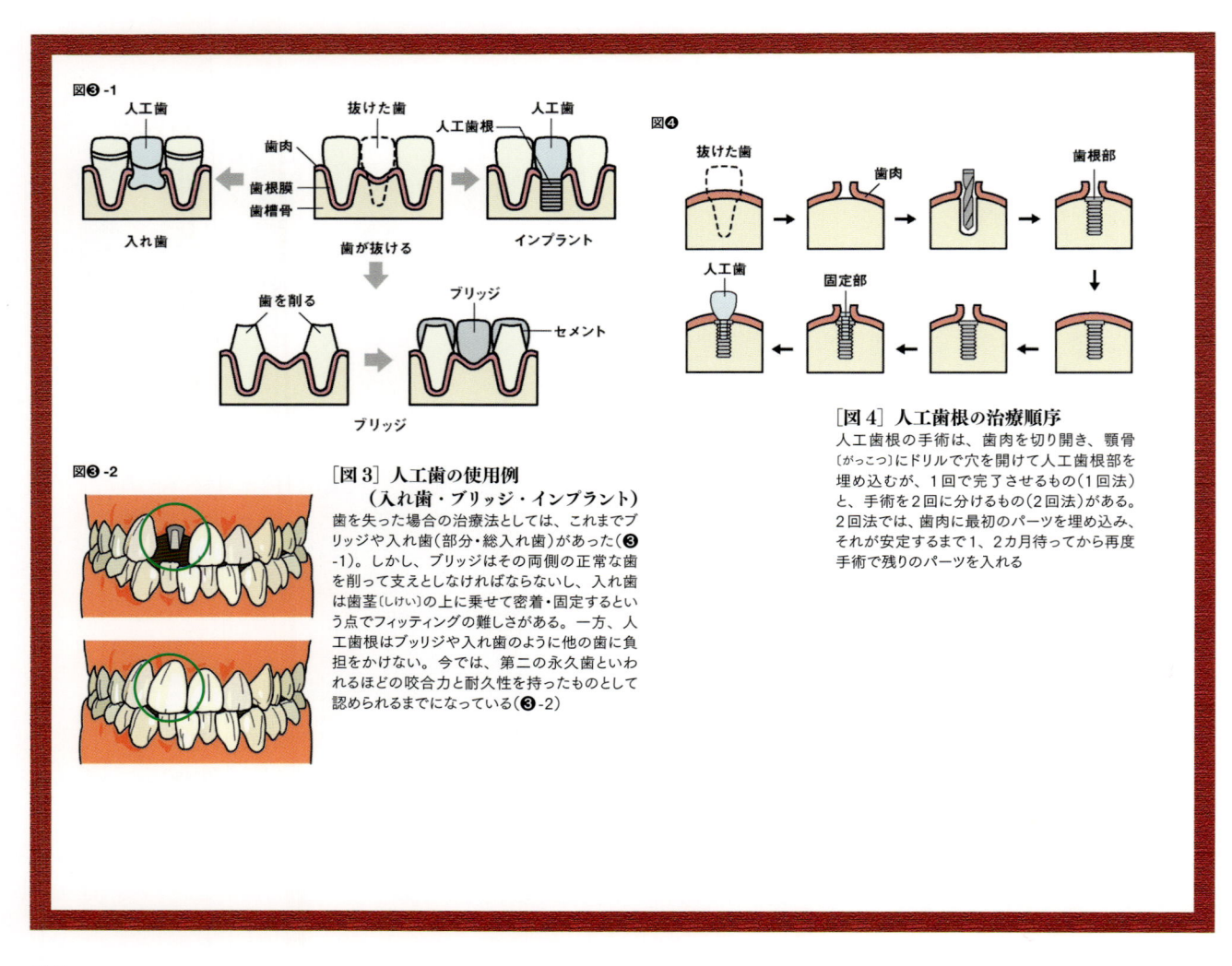

[図3] 人工歯の使用例
（入れ歯・ブリッジ・インプラント）
歯を失った場合の治療法としては、これまでブリッジや入れ歯（部分・総入れ歯）があった（❸-1）。しかし、ブリッジはその両側の正常な歯を削って支えとしなければならないし、入れ歯は歯茎（しけい）の上に乗せて密着・固定するという点でフィッティングの難しさがある。一方、人工歯根はブリッジや入れ歯のように他の歯に負担をかけない。今では、第二の永久歯といわれるほどの咬合力と耐久性を持ったものとして認められるまでになっている（❸-2）

[図4] 人工歯根の治療順序
人工歯根の手術は、歯肉を切り開き、顎骨（がっこつ）にドリルで穴を開けて人工歯根部を埋め込むが、1回で完了させるもの（1回法）と、手術を2回に分けるもの（2回法）がある。2回法では、歯肉に最初のパーツを埋め込み、それが安定するまで1、2カ月待ってから再度手術で残りのパーツを入れる

リンやカルシウムが蓄積し結晶化したものです。この結晶が水酸アパタイトで、水酸アパタイト・セラミックスはほぼ歯と同様の成分といえます。そのため、異物として生体にカプセル化されることなく、骨と強く結合できます。ところが、水酸アパタイト・セラミックスは陶器なのでもろく、咬合力に耐えられないのです。

その点、チタンは航空機の材料にも用いられるほど強度が高く、軽量、安価という利点を持っています。さらに、生体適合性がよく、周囲の骨としっかり結びつきます。生体成分とまったく性質の違う金属にもかかわらず、生体となじみがよい理由のひとつは、チタンの持つ「溶けにくさ」にあります。

金属を液体中に入れると、金属イオンが溶け出します。金属の種別によって溶出しやすさは違いますが、このイオンを感知して生体は免疫反応を起こします。ところがチタンの場合、比較的低温では酸素を取り込んで、表面に酸化膜をつくるという特性があります。そのため、イオンの溶出が少なく、免疫反応を引き起こしにくいのです。また、金属の中には細胞に害を与えるものもありますが、チタンは毒性もほとんど持っていません。

現在では、純チタンばかりでなく、アルミニウムやバナジウムなどを混ぜて合金とし、強度や弾力性を高めた人工歯根もあります。また、骨と一層強固に結合させるため、生体親和性の高い水酸アパタイトをコーティングしたり、チタン表面に細かい孔を開けて骨の細胞が根付きやすい状態にするといった加工も行われています。

歯根膜と"ゆるみ"の現象

一方、課題もまだ残っています。人工歯根は、手術が大変で費用もかかるため多数の歯の欠損には用いにくい、また、年月とともに"ゆるみ"が生じることがあるといった問題です。長い間圧力にさらされたり、骨そのものが代謝することなどで、周囲の骨の形状が変わり、人工歯根と骨との間に隙間ができるためです（図❻）。

本来、生体では骨と歯根の間には歯根膜があり、圧力を和らげるクッション作用や、骨と歯根の結合作用を担っています（図❼）。人工歯根では、この歯根膜が介在しないため、どうしても隙間ができやすいのです。

今、バイオテクノロジーの進歩とともに、歯根膜を人工的に培養しようという試みも活発になされています。今後、人工歯根はより生体に類似した、使いやすいものに洗練されていくことになるでしょう。

岡崎正之

[図5] 咬合時の圧力のかかり方
ヒトが食事をしたり歯ぎしりをしたりするときには数十キログラムもの力がかかることすらあると言われているが、その圧力のかかり方は複雑である

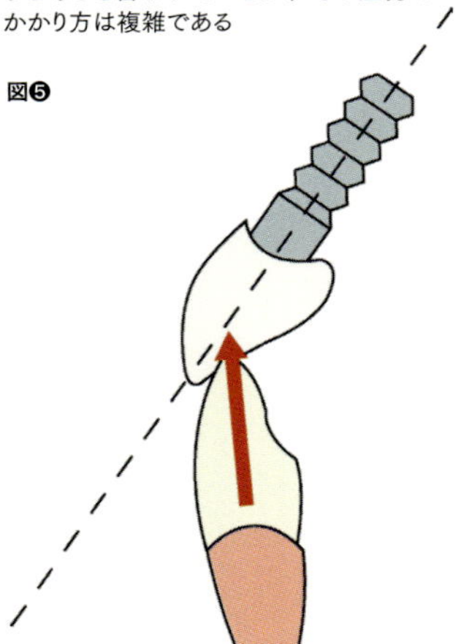

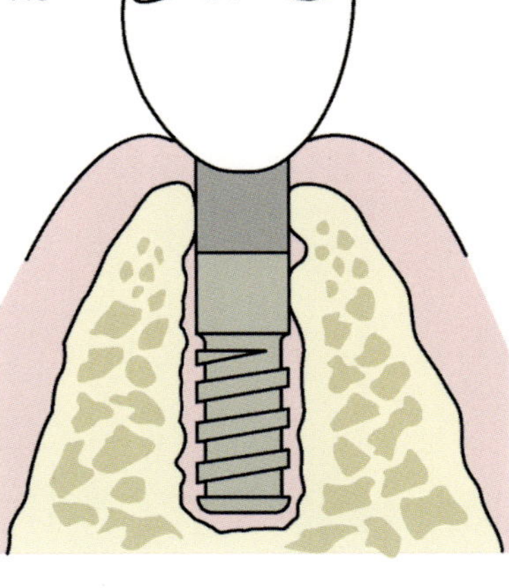

[図6] "ゆるみ"のしくみ
人工歯根の場合、天然歯のような歯根膜やシャーピー線維といった、歯と歯槽骨を強固に結びつけるとともに、バネのようなクッションの役割を果たす結合組織がない。したがって、直接顎骨に固定されているので、咬合時の動的荷重（どうてきかじゅう）がそのまま顎骨に伝わることになり、歯槽骨に過大な応力（おうりょく）が発生する。また、手術して数年も経つと歯槽骨が吸収され、隙間ができてゆるみ（ルーズニング）を生じ、歯根部のぐらつきや時には逸脱する場合もある

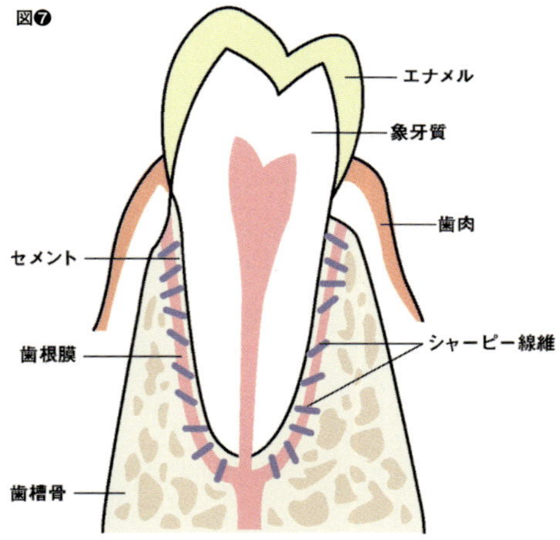

[図7] 歯根膜の役割
歯根膜は、歯根と歯槽骨の間にある幅20ミクロン程度のごく薄い組織である。歯根面と骨面に付着して、歯を固定している。歯根膜には、直交するようにシャーピー線維が歯と骨の両者に食い込むように何本も束になって走っている。このシャーピー線維は、たとえて言うならトランポリンの周りにあるゴム紐（ひも）のような役割を果たしていると言える。結合と緩衝作用を兼ね備える。
歯に大きな衝撃がかかるとき、この緩衝作用により、歯根膜はその衝撃を察知し、歯と骨に衝撃的な力がかかってしまわないように条件反射的に横方向に伸び縮みする役割を果たす

16 人工関節

究極の関節のデザインとは

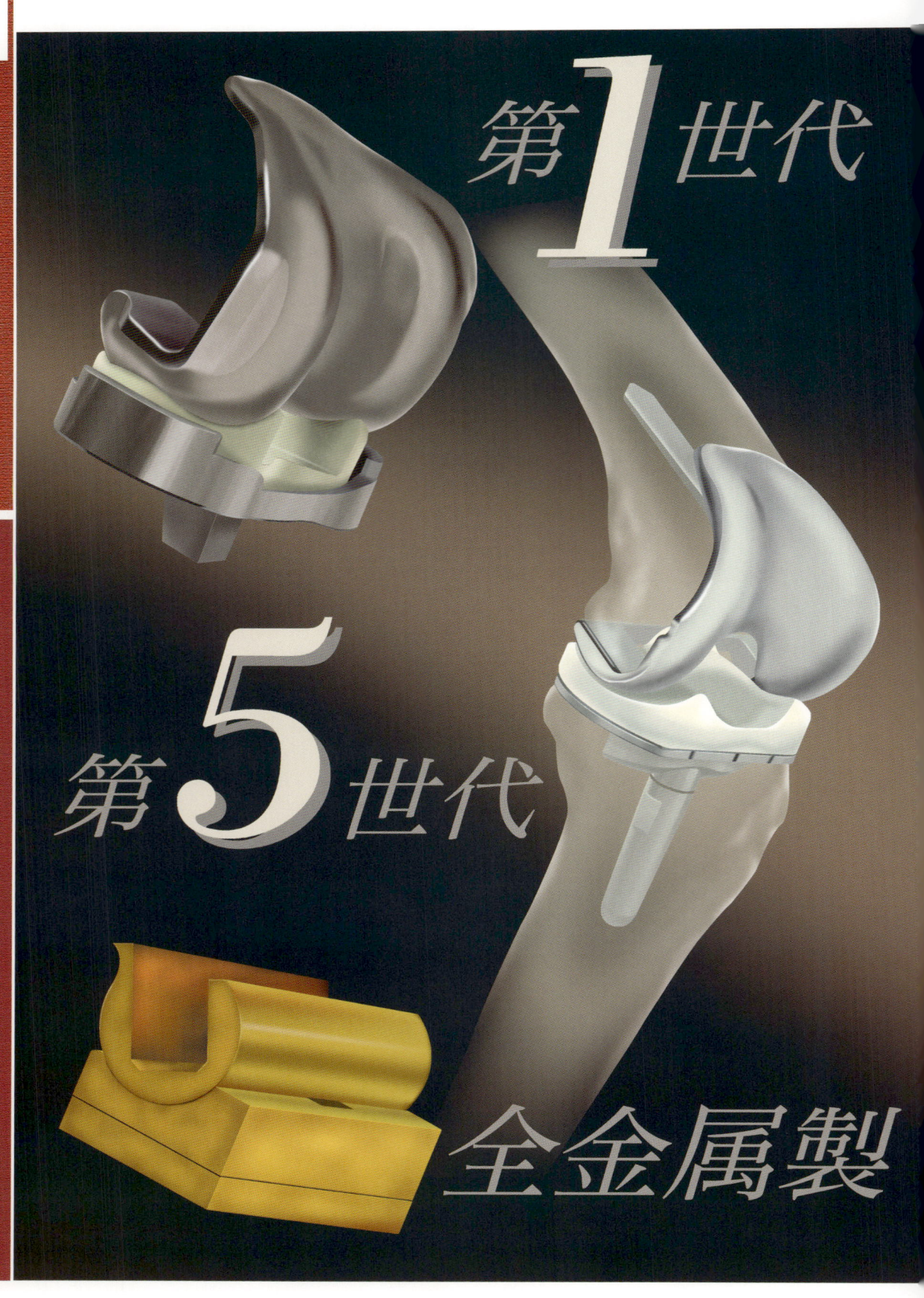

第1世代

第5世代

全金属製

イラスト解説

　関節とは、骨と骨とが隣り合って動いている部分を指す。骨と骨とが結合する部分は柔らかで滑らかな軟骨という組織でおおわれている。骨と骨がゴリゴリと直接に擦れ合うと、すぐに関節が壊れてしまうと思われるが、この軟骨にはたくさんの水が含まれている。そのために、軟骨と軟骨との間の擦れ合う部分にはいつも水が挟まれ、滑らかに動くことができるというわけである。

　ところが、慢性関節リウマチや変形性関節症などが原因となり広い範囲で関節軟骨が壊されると、関節の痛みで動くこともままならなくなる。軟骨自体は痛みを感じないものの、軟骨の下にある骨や関節の周りに痛みが出てしまうと考えられている。関節の痛みを取り去るために関節を手術で動かなくする方法もあるが、関節の動きは残しつつ、関節の痛みを取り除くことを目指して開発が進められてきたのが人工関節である。

　人工関節の始まりは、軟骨がすり減った場所に他の丈夫な組織を挟み込むものだった。その後、関節の一方の骨を金属で覆うタイプや、関節を入れ替えてしまう方法（関節全置換術）が試されるようになった。

　人工関節の形の決め方には2つの考え方がある。1つは自然の関節、たとえば膝の形に似せてつくっておけば問題は少ないだろう、といった考え方である。自然の膝の形はとても巧みに作られていることがわかっているからだ。もう1つは、機能的な形を工学的にしっかりと考えて設計すべき、とした機能デザインの考え方であった。後者は、たとえば、よく曲がる関節を作るためにはどんな形にしたらいいのだろうか、耐久性を良くするためにはどうしたらいいのか、こんな動き方をさせたならば、どこにどんな力がかかるのだろうか、といったことを考えながら関節の形を決定することになる。

　イラストの上方の2つの絵は、金属とポリエチレンを使って機能デザインの立場から設計した過程である。最初は自然の膝の形にこだわらずに、自由に設計したが、模型を使った模擬手術をしたり、膝の機能を測定したりして少しずつ改良を加えた。100回以上の設計変更や試作をして、行き着いた形は、なぜか生体の膝の形にとても近いものとなった。

　イラストの下方の絵は、潤滑（なめらかに滑るための技術）の専門家が考えた、すべて金属製の人工膝関節である。人工膝関節の設計にはとてもたくさんのお金と時間がかかるので、まだこの形を出発点とした設計は行われていない。もし、この形から出発して、同じようにすべて金属製の人工膝関節を設計していったら、いったいどんな形に行き着くのか興味深いところである。

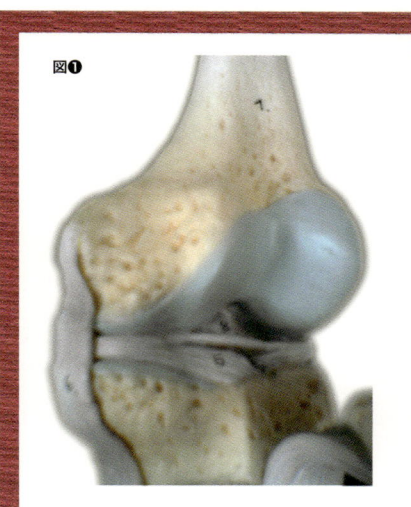

[図1] 人の正常な膝関節模型
大きかったり長かったり曲がっていたり、いろいろな形の膝がある。けれども、どれもみな同じようなところが出っ張っていて、また凹みがあったりする。この形のひとつひとつには合理的な意味が隠されている。たとえば、関節の真ん中がへこんでいるのは、この部分に、膝が前に曲がってしまわないように支える強い靱帯〔じんたい〕が通るからだ。けれども、この膝の形の秘密がすべて明らかになっているわけではない

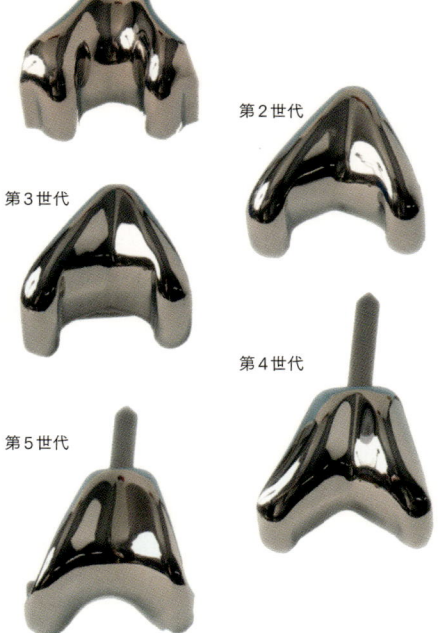

[図2] 機能的デザインの変遷（第1世代～第5世代）
これは、自然の膝の形にこだわらずに考えた人工膝関節の不具合を直していった過程である。「手術がしやすいように」「あまり多くの骨を切り取らなくてもいいように」「長く歩いても丈夫なように」、そしてまた「筋肉に加わる力があまり大きくならないように」との改良を加えていくと、少しずつ自然の膝の形に近づいて行く

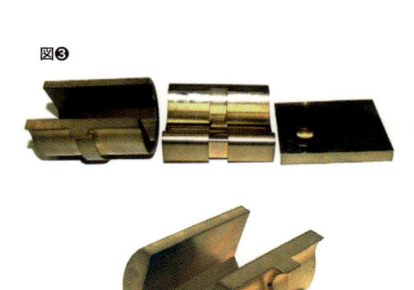

[図3] 全金属製の膝関節
ポリエチレンと金属の組み合わせだと、ポリエチレンが金属で少しずつ擦れる。その摩耗粉〔まもうふん〕が細胞に食べられると、関節をぐらぐらにする反応が生じてしまうことが知られている。金属と金属の組み合わせの関節をとても精巧に作り、その間に液体が入るように工夫してやると（流体潤滑状態）、摩耗しない関節を作ることができると考えられている。その場合には、この写真のように関節の面が広い面積でぴったりと合わさっていなければならない
※写真は池内健氏（鈴鹿医療科学大学医用工学部教授）が試作されたものである

機能デザインが生体の形に近づく理由

　図❶を見てください。これは人の正常な膝関節の模型です。このように関節はとても複雑な形をしていますが、その出っぱりやへこみの形はそれぞれ重要な意味を持っています。

　腱や靱帯にかかる力が最も効果的に働くような形になっていたり、歩くときに関節が壊れにくいような形になっていたり、関節が曲がりやすい形になっていたり……と、生体の持っている形の意味はまだすべてが明らかになっているわけではありません。

　生体の持っている形は時としてとても美しく感じられる時がありますが、それはその形の中にたくさんの大切な意味が隠されているからなのかもしれません。

　この自然の形をなるべく崩さないように人工関節を作るのは大切なことです。そこで、現在用いられている人工関節の形は、ヒトの関節の形を計測して、その標準的な形に似せるところから始まりました。けれども、人工関節をどの程度生体の形に似せるべきなのか、今でも議論の多いところです。

　たとえば、手術をしなければならない関節はたいてい変形してしまっています。この様々に変形した関節をどの程度正常の形にもどすのか、また、関節を作っている材料も自然の関節とは異なっていますので、どの程度材料に合わせた形に変更すればいいのか、と様々に議論されています。

曲がるしくみ

　体の中にはいろんな種類の関節があります。お尻のところにある股関節、膝の膝関節やくるぶしのところにある足関節などは、ただ立っているだけでも体重がかかっています。これらの関節は「荷重関節」と呼ばれていて、強い力がいつも加わっていますので関節軟骨も壊れやすく、人工関節のほとんどはこの荷重関節に対して用いられます。中でも多いのが人工股関節と人工膝関節です。

　生体の股関節はボールのような形をした骨頭とそれを囲む臼蓋と呼ばれる構造でできていますので、人工関節もその形をまねて、ボールのように丸い形とそれを取り囲むソケットのような形ででき、ボール・アンド・ソケット（Ball and socket）と呼ばれる構造を持っています（図❺）。この構造ですと後ろと前だけではなく横にも曲がりますし、またねじったりもできます。

　股関節があらゆる方向に曲がったりねじったりできるのに対して、膝

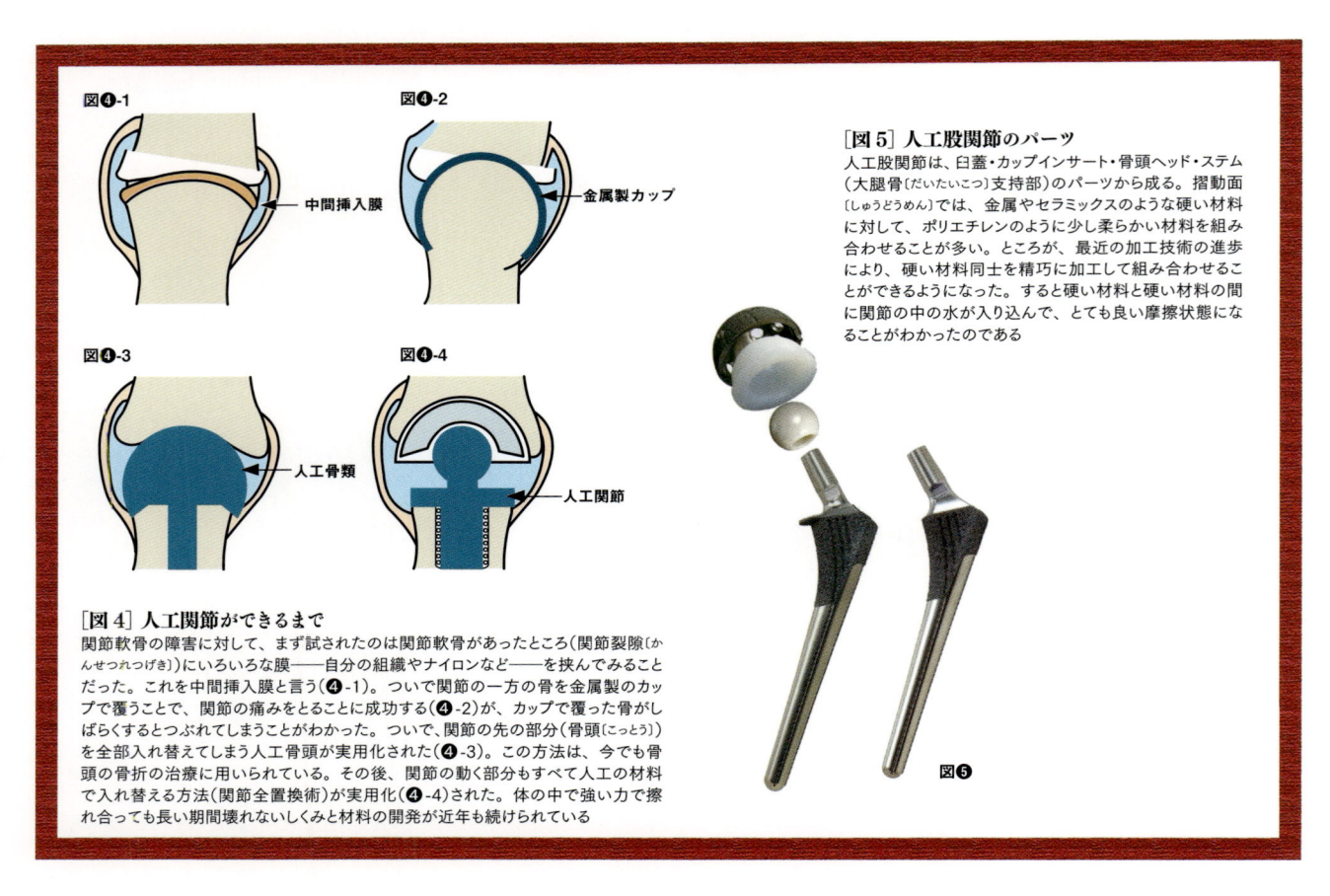

[図4] 人工関節ができるまで
関節軟骨の障害に対して、まず試されたのは関節軟骨があったところ（関節裂隙[かんせつれつげき]）にいろいろな膜——自分の組織やナイロンなど——を挟んでみることだった。これを中間挿入膜と言う（❹-1）。ついで関節の一方の骨を金属製のカップで覆うことで、関節の痛みをとることに成功する（❹-2）が、カップで覆った骨がしばらくするとつぶれてしまうことがわかった。ついで、関節の先の部分（骨頭[こっとう]）を全部入れ替えてしまう人工骨頭が実用化された（❹-3）。この方法は、今でも骨頭の骨折の治療に用いられている。その後、関節の動く部分もすべて人工の材料で入れ替える方法（関節全置換術）が実用化（❹-4）された。体の中で強い力で擦れ合っても長い期間壊れないしくみと材料の開発が近年も続けられている

[図5] 人工股関節のパーツ
人工股関節は、臼蓋・カップインサート・骨頭ヘッド・ステム（大腿骨[だいたいこつ]支持部）のパーツから成る。摺動面[しゅうどうめん]では、金属やセラミックスのような硬い材料に対して、ポリエチレンのように少し柔らかい材料を組み合わせることが多い。ところが、最近の加工技術の進歩により、硬い材料同士を精巧に加工して組み合わせることができるようになった。すると硬い材料と硬い材料の間に関節の中の水が入り込んで、とても良い摩擦状態になることがわかったのである

関節では後ろ側にだけ曲がります。そこで、最初に開発された人工膝関節は図❻の左のように前後方向にだけ曲がるようにした蝶番型をしていました。しかし、膝の動きをもっと詳しく調べますと、生体の膝関節は後ろ側に曲がっているだけのように見えて、曲がるのと同時に少しねじれたり、前後方向に移動したりしています。

蝶番型の人工膝関節ではこのねじれや前後方向への移動の動きが自由でありません。そこで、現在は生体の膝関節の形をまねたものが多く用いられるようになっています。非蝶番型と呼ばれるものです。

現在使われている人工関節のほとんどが、いま述べた人工股関節と人工膝関節です。股関節、膝関節以外にも、足関節、肘関節、肩関節、指の関節などにそれぞれ人工関節が作られています（図❼）。その数はまだあまり多くはありませんが、人工関節手術への信頼が高まるとともに、人工関節の種類も次第に増えつつあります。

耐久性の改善

現在の人工関節にはまだまだ改善しなければならない問題がたくさんあります。一番の問題は人工関節の耐久性です。

たとえば、人工股関節では13年間に約7%くらいの人が関節を再び入れ替える手術を受けなくてはなりません。一番多い原因は人工関節と骨との間の部分の緩み（ルーズニング；Loosening）によるものです。

ルーズニングとは人工材料との境界の骨が吸収されてしまって、そのために関節がゆるくなってしまい、その動きで痛みが生じるような状態です。これは、擦られて生じたポリエチレンの摩耗粉を掃除屋の役目をしている細胞が自分の中に取り込んで、いろいろな物質を出すために生じるのだろうと考えられています。

また、人工膝関節では、人工股関節に比べると接触している関節の部分が狭いので、人工股関節に見られなかったような激しいポリエチレンの破壊（デラミネーション破壊）が見られることがあります。人工膝関節の耐久性を改善するためには、このデラミネーション破壊を抑える工夫も大切です。

軟骨組織の再生と人工関節

人工関節は、ルーズニング対策にしても材料の開発にしても、少しずつ改良を重ねてきています。一方ではまた、かつては再生が難しいと思われていた軟骨組織もいろいろな方法で再生させることができるようになってきました。たとえば、自分の軟骨組織を増やして関節の壊れたところに戻すような治療法も、適応ケースこそ限られますが、実際に行われています。

近い将来には人工関節の利点と軟骨再生の利点とが融合した治療法が登場するものと考えられます（図❽）。

富田直秀

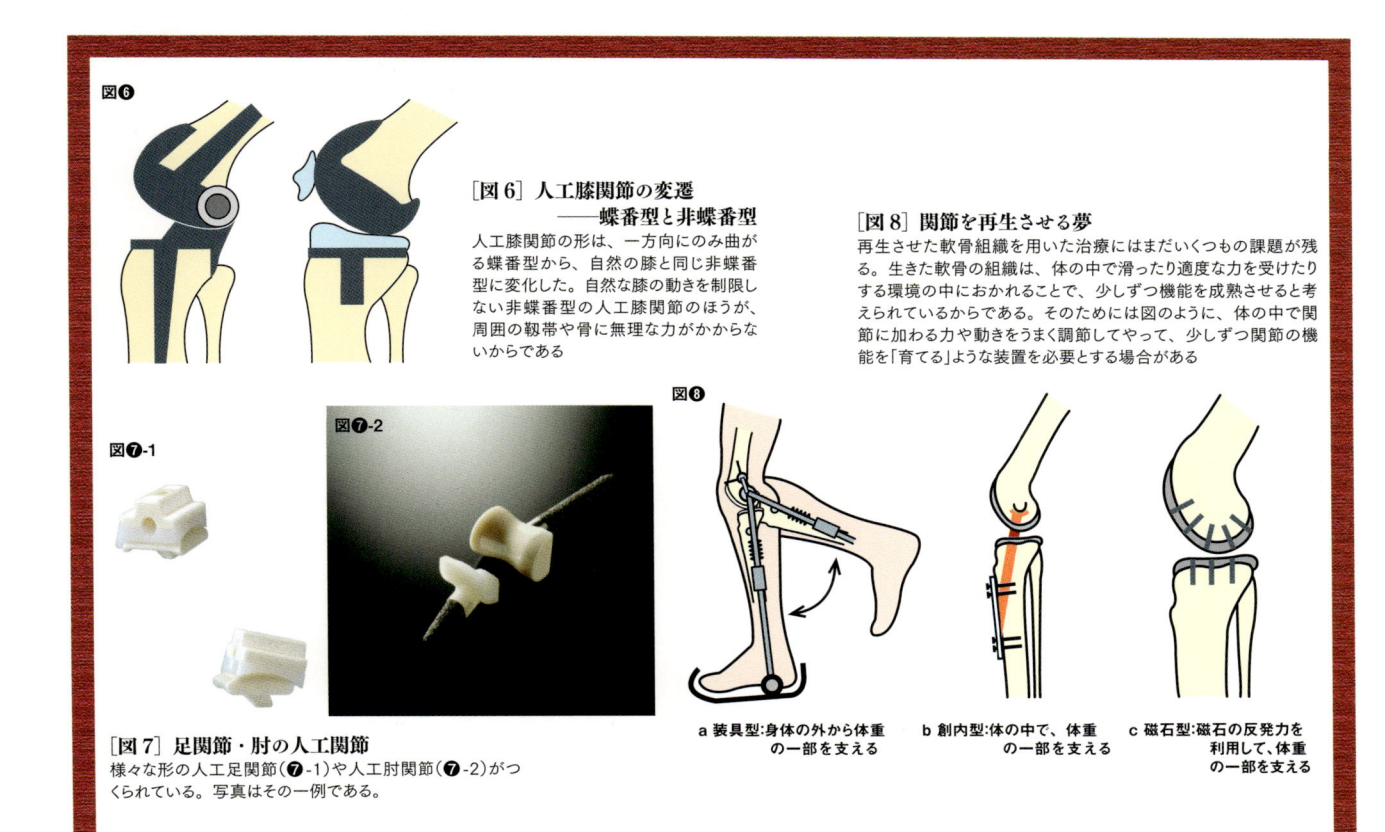

[図6] **人工膝関節の変遷 ——蝶番型と非蝶番型**
人工膝関節の形は、一方向にのみ曲がる蝶番型から、自然の膝と同じ非蝶番型に変化した。自然な膝の動きを制限しない非蝶番型の人工膝関節のほうが、周囲の靱帯や骨に無理な力がかからないからである

[図8] **関節を再生させる夢**
再生させた軟骨組織を用いた治療にはまだいくつもの課題が残る。生きた軟骨の組織は、体の中で滑ったり適度な力を受けたりする環境の中におかれることで、少しずつ機能を成熟させると考えられているからである。そのためには図のように、体の中で関節に加わる力や動きをうまく調節してやって、少しずつ関節の機能を「育てる」ような装置を必要とする場合がある

a 装具型：身体の外から体重の一部を支える
b 創内型：体の中で、体重の一部を支える
c 磁石型：磁石の反発力を利用して、体重の一部を支える

[図7] **足関節・肘の人工関節**
様々な形の人工足関節（❼-1）や人工肘関節（❼-2）がつくられている。写真はその一例である。

17 人工骨

骨と結合する生体活性材料とは

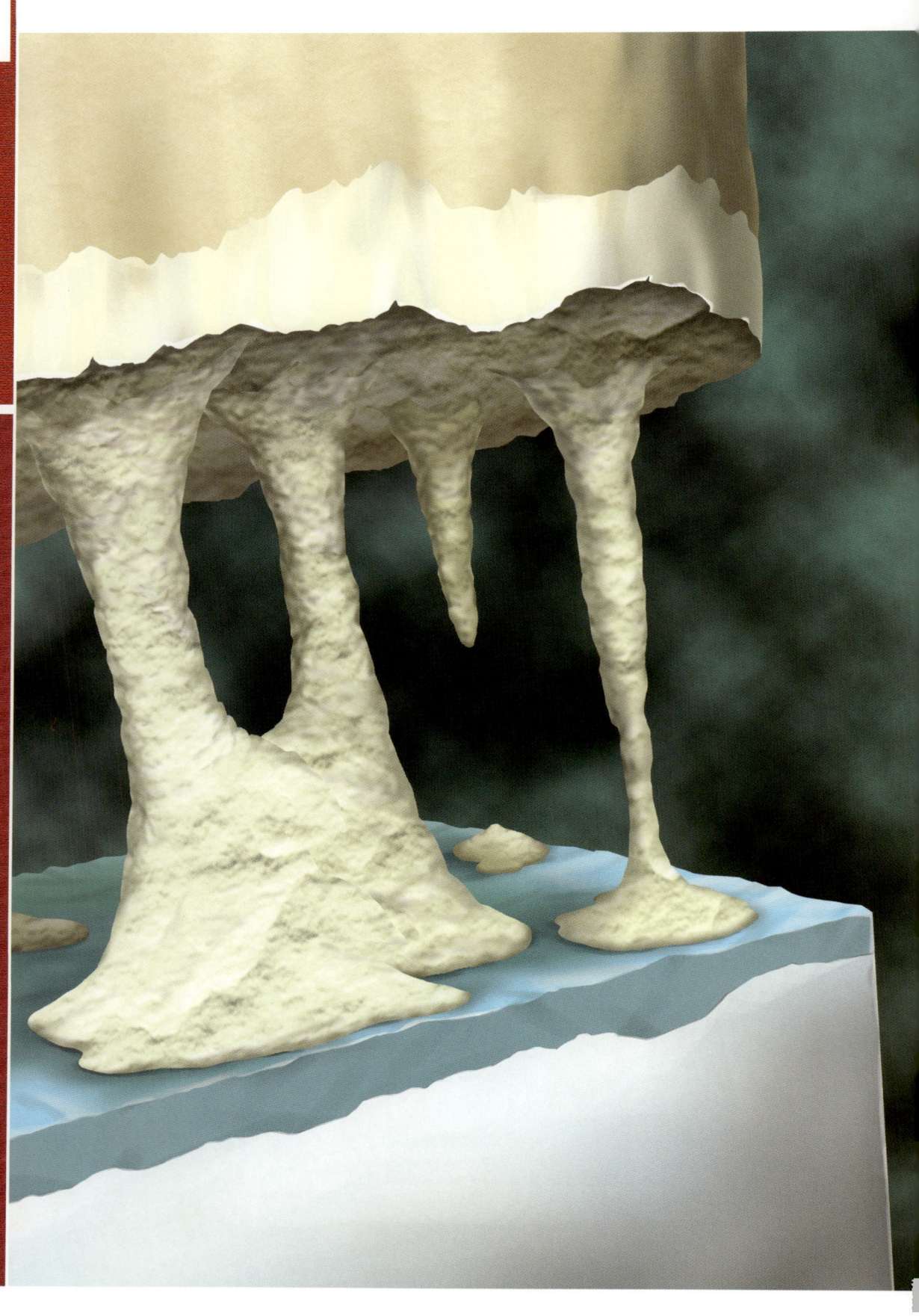

イラスト解説

簡単な骨折なら折れた部分を合わせてしばらく固定しておけば治る。しかし、複雑な骨折だったり、骨の一部が欠けてしまったら、骨折部分や欠けた部分を何かで補わなければならない。たとえば顔の骨を砕いてしまった時など、患者自身の腸の横にある腸骨を切り取って顔の骨にはめ込むことが行われている。ただ、切り取れる骨の量はそれほど多くないし、また骨を切り取ることで新たな病気が生じるリスクもある。

欧米では亡くなった人の骨を冷凍保存して使っているが、やはり得られる骨の量は多くはないうえ、拒絶反応や肝炎、エイズなどの感染症を引き起こす危険性もあるとの理由から、生物由来のものでない、いつでもどこでも必要な量だけ使える、均一な品質の人工の骨補塡材料——人工骨の開発が進められてきた。

人工骨とは、このようにあくまで骨の修復に使う人工材料を指す。骨そのものをつくるわけではない。

人工骨の試みは実は古く（18世紀頃）から行われてきた。まずは金、銀、白金といった貴金属や鉄などが用いられ、ついでさびにくいステンレス鋼や体に有害な金属イオンを溶出しにくいコバルト-クロム-モリブデン合金などを用いる試みがなされたが、いずれも骨と結合することはなかった。人工骨を異物として認識し取り除こうとする免疫機能の壁が立ちはだかったのである。

ところが1970年に革命的な発見がなされた。骨と自然に結合する人工材料、"バイオガラス"の発見である。これを契機として、世界各国でセラミックスなどの骨と結合する人工材料が見出された。さらに最近では、チタンなどの金属も適当な化学処理を施されると、骨と結合することが明らかにされた。

これらが骨と一体化する不思議な働きを示すしくみは次のとおりである。ある種のセラミックスや、特殊な化学処理を施した金属は、生体内でその表面に骨に似たアパタイトの層を作る。このアパタイトの層は、骨芽細胞を増やし、骨芽細胞の新しい骨を作る活動を活性化するので、周囲に新しい骨が形成される。新生骨はやがて宿主の骨とアパタイト層をつなぎ、人工材料は骨と自然に結合する、というものである。

今やこの種の性質を示す材料は、"生体活性材料"と呼ばれ、人工骨や人工関節などに利用されている。

イラストはそのメカニズムを描いたものである。水色の薄い層が生体活性材料の上に形成された骨類似のアパタイトの層であり、上部の象牙色の厚い層との間にあって支柱のような形をなしているのが新生骨である。

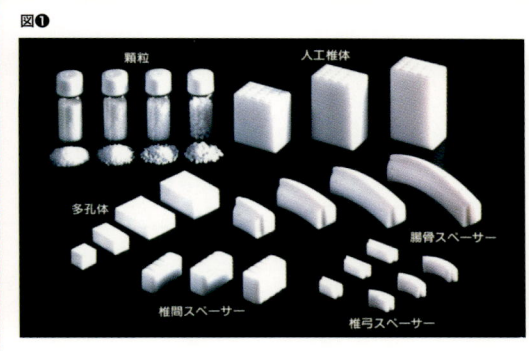

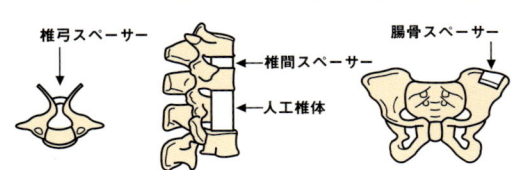

[図1] 人工骨の種類
使用する方法や部位によって人工骨の構造や形は異なる。人工椎体（ついたい）や椎間（ついかん）スペーサー、腸骨スペーサー、椎弓（ついきゅう）スペーサーなどには、空隙（くうげき）のほとんどない緻密（ちみつ）な構造の、定まった形のタイプが使われる。一方、骨充塡材の顆粒（かりゅう）や骨欠損部を埋めるために適当な形に削って利用するものには、孔（あな）がたくさん含まれた多孔質体（たこうしつたい）と呼ばれる、形の定まっていないタイプが使われる（写真はセラミックスを用いた人工骨の例）

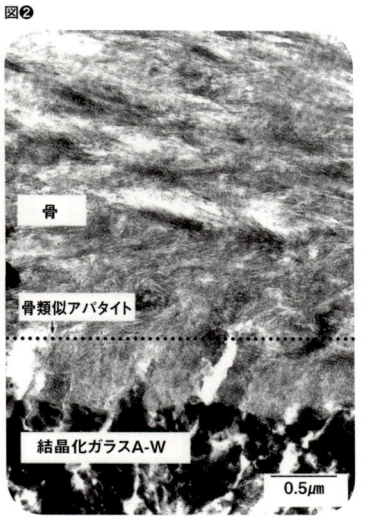

[図2] 骨類似アパタイト層を介して結合する骨と生体活性材料（結晶化ガラス A-W）
アパタイト層は、体液中に存在するカルシウムやリンからつくられる。生体活性材料である結晶化ガラスA-W自体にはアパタイト層は付着しておらず、不思議なことに材料を体内に入れると、体液中に溶け込んでいるカルシウムやリンがその表面に自然と集まって、ナノサイズ（1mmの100万分の1）の粒子のアパタイト層（骨類似アパタイト層）が形成される。免疫の担い手である細胞にはこのアパタイト層と本当の骨との区別がつかない。早速、アパタイト層を土台にして、骨芽細胞により新しい骨がつくられる。そのため、A-Wと骨の結合している部分を顕微鏡で見ると、両者の間にはアパタイト層があり、アパタイト層が骨とA-Wをつないでいるのがわかる

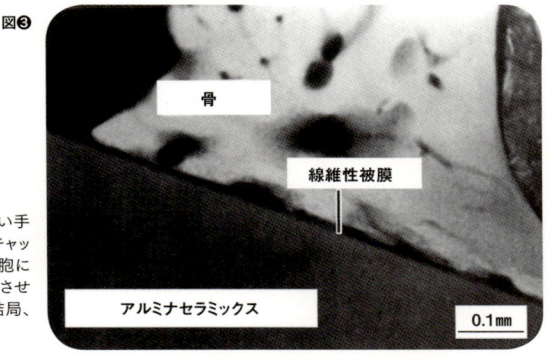

[図3] 線維性被膜による骨との隔離
骨に人工材料を組み込もうとすると、免疫の担い手である白血球（はっけっきゅう）がそれを異物としてキャッチする。白血球は線維性組織を作る線維芽細胞に指令を出して、異物を取り囲むように膜を形成させる。周囲の骨から隔離（かくり）された材料は、結局、生体の骨と一体化できないままに終わる

構造系人工臓器●人工骨

鍵をにぎった骨類似アパタイト層の形成

バイオガラスやセラミックス、化学的処理をした金属のチタンなどを用いた人工骨は、人工の材料であるにもかかわらず、骨の欠損・骨折部分に組み込むと、不思議なことに周囲の骨と一体化します（図❹）。人工骨の周りに、自然と生体本来の骨が形成されていくのです。

生体にとっては異物である人工材料

骨の形成自体は、日常的に体内で行われています。骨には、破骨細胞と骨芽細胞の2種類が存在し、破骨細胞が古い骨を溶かし、骨芽細胞が新しい骨をつくるという作業を常に繰り返しています（図❻）。いわば骨は、生体にとってカルシウムを貯めておく銀行のようなもので、市場（体内）でカルシウムが不足すると、貯蓄（骨）を溶かして市場に出し、余ると体液からカルシウムを回収して骨として貯えているのです。そのため骨折しても、折れた骨の両端で骨芽細胞が活性化され、迅速に新しい骨をつくって骨同士をつなぎ合わせます。

しかし、生体にとって異物である人工材料を骨に組み込んだ場合、普通、人工材料は免疫反応によって線維性組織の膜で覆われ、周りの骨から隔離されてしまいます。事実、これまで人工骨に用いられてきたコバルト－クロム－モリブデン合金や、アルミナ・セラミックスなどの材料は、薄い線維性被膜で覆われました。

しかし、現在使われているバイオガラスや、水酸アパタイトなどを焼き固めたセラミックス、ガラスの中にナノサイズのアパタイトなどが分散した結晶化ガラスA-W、化学処理チタンなどの材料（生体活性材料）では、そうした線維性被膜はつくられません。水酸アパタイト・セラミックスは骨とよく似た成分であるものの、それ以外のガラスや金属は生体組織からかけ離れた素材です。なぜ、これらは骨と一体化できるのでしょうか。その謎が明らかになったのは、実はわずか6年ほど前のことです。

骨類似アパタイト層の不思議

生体の免疫システムの監視役となっているのは白血球です。バイオガラスなどの生体活性材料を骨に埋め

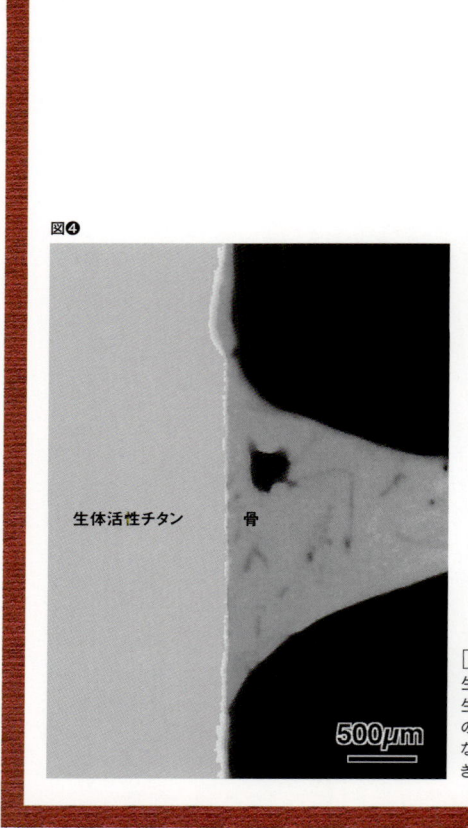

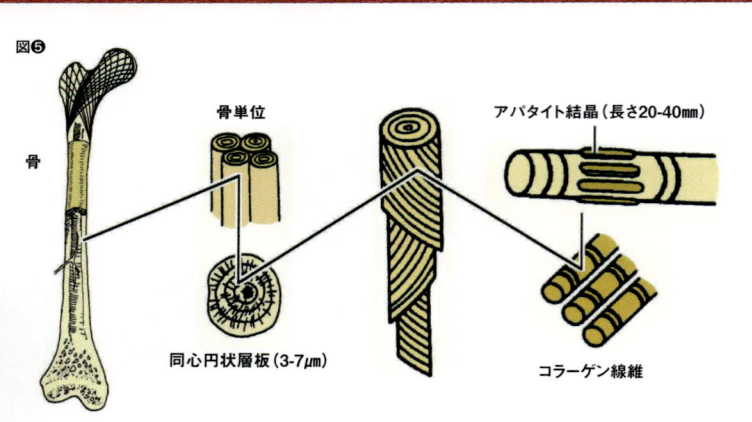

[図5] 骨の構造
骨は、無機質のアパタイトの極小（ナノ）の結晶で表面を覆われたコラーゲン線維が、三次元に編み上げられた構造になっている。骨全体のうち、重量の70%（体積で50%）を占めるのがアパタイトで、残り30%（体積で50%）がコラーゲン線維という割合である。骨の場合、生きた細胞は体積でいえばわずか1%に過ぎない。これらの生きた細胞がアパタイトとコラーゲンからなる複合体の隙間に点在しているというのが、骨の構造である。破骨細胞は古い骨を溶かし、骨芽細胞はそのあとで新しい骨をつくる作業を繰り返し行う

[図4] 生体活性材料（生体活性チタン）と骨との結合
生体活性チタンは、線維性被膜によって隔離（カプセル化）されることなく骨と結合する。生体活性チタンの場合、水酸化ナトリウム（NaOH）水溶液に浸けた後、加熱して、その表面にチタン酸ナトリウムの薄い層をつくっておくことで、骨類似アパタイト層の成分となるカルシウムやリンを体液中から引き寄せ、骨類似アパタイト層の形成に導くことができるからである

込むと、この白血球が材料の表面につくられた、骨そっくりの骨類似アパタイト層（以下、骨類似アパ層）を折れた骨と間違え、未分化細胞（間葉系細胞）に線維芽細胞ではなく骨芽細胞をつくるよう指令を出すのです。

骨類似アパ層は、もともと材料表面にコーティングされてはいません。体内に材料を入れると、体液中に存在するカルシウム、リンが集まり、自然とその表面に骨類似アパ層が構築されます。そして、その骨類似アパ層により骨芽細胞が活性化されて骨をつくるため、人工骨と生体の骨が骨類似アパ層を介して一体化するというわけです。

骨類似アパ層が形成されるメカニズムは、生体活性材料の電気的な性質に起因しています。ほぼ中性の体液中では、これらの材料は強いマイナスの電荷を帯びます。一方、骨類似アパ層の成分となるカルシウムは、体液中でカルシウムイオン（Ca^{2+}）となってプラスの電気を帯びています。そのため、カルシウムイオンが、マイナスに荷電している材料に引きつけられ、結びつくのです。

その結果、カルシウムイオンのために、今度は材料表面がプラスの電荷を持ち、体液中でマイナスの電気を帯びるリン酸イオン（HPO_4^{2-}）を引き寄せ、結合します。すると、再び材料表面はマイナスになるので、またプラスのカルシウムイオンが集まるといったプロセスを繰り返すうちにカルシウム、リン酸が蓄積されて骨類似アパ層の核ができます。

骨との結合

この核をつくるには、カルシウムイオンやリン酸イオンをしっかり捕まえておけるだけの強い電気的誘因力が必要です。しかし、核がある程度できれば、体液中には濃い濃度で存在するカルシウムイオンとリン酸イオンが自然に核に取り込まれ、骨類似アパ層が構築されていきます。

つまり、ほぼ中性の体液中で、強いマイナスの電荷を帯びている材料ならば、骨類似アパ層がつくられるため、骨と結合させられるのです。チタンの場合は、あらかじめ水酸化ナトリウム（NaOH）を表面に染み込ませ、加熱する処理を施すことで、マイナス荷電の層の形成を可能にしています。

ただし、人工骨は生体の骨同士よりも、接合するまでに長い時間がかかります。生体の骨同士ならば、骨類似アパ層の形成を必要とせず、骨芽細胞の働きによって直接骨と骨が結びつくからです。一方、生体活性材料では、骨とよく似た水酸アパタイト・セラミックスでさえ、厳密にみれば骨とは異なるため、骨類似アパ層を介さなければ、骨と結合できません（図❼）。また、人工骨は本物の骨に比べて柔軟性に欠ける、という欠点もあります。これらの課題が解決された時、人工骨の可能性はさらに広がることでしょう。

小久保　正

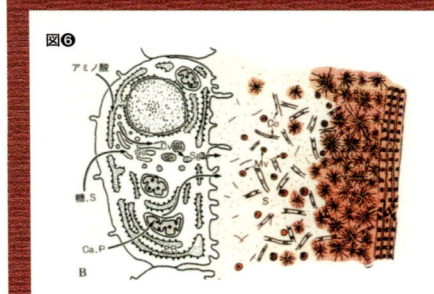

[図6] **骨をつくる骨芽細胞**
骨芽細胞は、体液からアミノ酸を取り込み、コラーゲンを合成し、細胞の外へ放出する。さらに体液からカルシウムとリンを取り込み、基質小胞の中に閉じ込め、細胞の外へ放出する。アパタイトの形成が基質小胞の中で始まり、小胞を破ってコラーゲン線維の上にまで及び、アパタイトとコラーゲンが一体となって骨が作られる。図中のウニのようなものがアパタイトであり、細長い長方形状のものがコラーゲン組織である。細胞の近傍ではアパタイトとコラーゲン組織が混じりあった状態であるが、次第に組織としての形を整えてきれいな層をなしていく

[図7] **生体活性材料（生体活性セラミックス）と骨の結合のメカニズム**
生体の骨の場合、そのまま骨同士が結びつくために骨類似アパタイト層は形成されない。一方、生体活性材料を骨の欠けた部分に埋め込んだ場合には、材料と骨との結合は骨類似アパタイト層の形成を待たなければならない。これは、（人工）材料と本物の骨とは構造・組成が違うため、直接結合することができないことによる。
生体活性材料表面に骨類似アパタイト層が形成されると、骨芽細胞の活発な活動により、材料と宿主の骨の表面ではそれぞれ新生骨が形成される。それらの新生骨は次第につながり、ついには骨と材料が一体となる。
なお、骨類似アパタイト層と新生骨の境界では次第にアパタイト層の一部が骨に移行していくことで結合を強め、他方、生体活性材料とアパタイト層のあいだでは次第にアパタイト層の一部が材料に移行していくことによって結びつきを強めていく

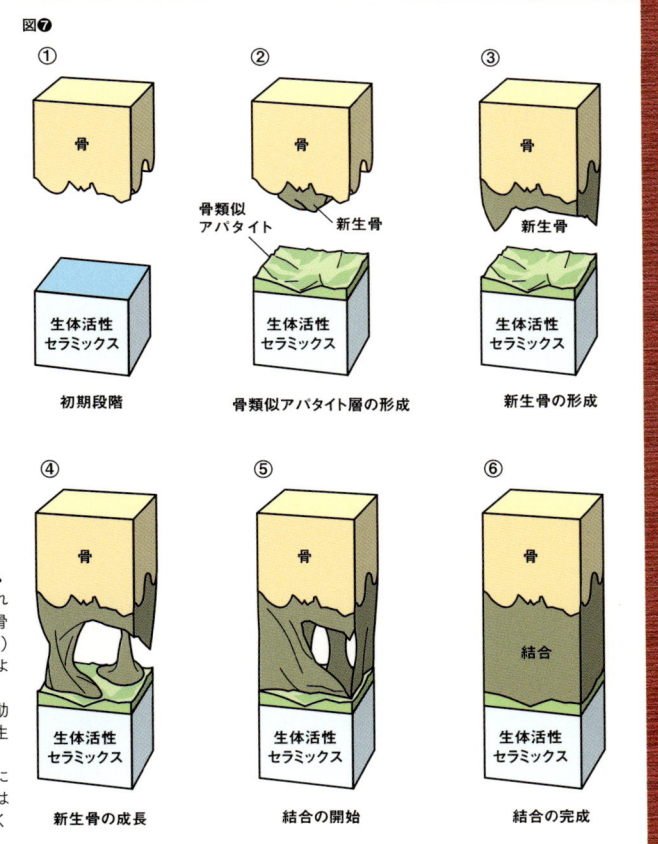

① 初期段階
② 骨類似アパタイト層の形成
③ 新生骨の形成
④ 新生骨の成長
⑤ 結合の開始
⑥ 結合の完成

人工臓器イラストレイティッド
●編集委員および執筆者ほか

編集委員

編集長／澤 芳樹（大阪大学大学院医学系研科外科学講座心臓血管外科）
委　員／岩崎清隆（早稲田大学高等研究所）
　　　　大越隆文（津田沼中央総合病院）
　　　　岸田晶夫（東京医科歯科大学生体材料工学研究所）
　　　　新里高弘（大幸医工学研究所）
　　　　巽 英介（国立循環器病センター研究所人工臓器部）
　　　　冨澤康子（東京女子医科大学心臓血管外科）
　　　　西村 隆（埼玉医科大学心臓血管外科）
　　　　西村元延（鳥取大学医学部器官制御外科学講座器官再生外科学分野）
　　　　舟久保昭夫（東京電機大学理工学部電子情報工学科）
　　　　堀内 孝（三重大学大学院工学研究科分子素材工学専攻生体材料化学研究室）
　　　　増澤 徹（茨城大学工学部機械工学領域）
　　　　松田兼一（山梨大学医学部附属病院救急部・集中治療部）
　　　　水口一三（八尾総合病院心臓センター外科）
　　　　渡辺 弘（新潟大学大学院医歯学総合研究科呼吸循環外科学分野）

各人工臓器ごとの執筆者 ＊は編集委員

人工弁	渡辺 弘[*]
ペースメーカー	大滝正己（済生会京都府病院心臓血管外科）
	渡辺 弘
人工心臓	増澤 徹[*]
人工肺	巽 英介[*]
人工血管	大越隆文[*]
ステント	加藤雅明（森之宮病院心臓血管外科）
人工腎臓	斎藤 明（東海大学腎・代謝内科）
人工肝臓	水本 博（九州大学大学院工学研究院化学工学部門）
	船津和守（同　　上）
	梶原稔尚（同　　上）
人工膵島	西田健朗（熊本大学代謝内科）
眼内レンズ	山中昭夫（神戸海星病院）
人工視覚・網膜	伊福部 達（東京大学先端科学技術研究センター）
人工内耳・中耳	伊藤壽一（京都大学耳鼻咽喉科・頭頸部外科学）
人工神経	平田 仁（名古屋大学運動形態外科学）
人工皮膚	黒柳能光（北里大学医療衛生学部人工皮膚研究開発センター）
人工歯根	岡崎正之（広島大学大学院医歯薬学総合研究科生体材料学研究室）
人工関節	富田直秀（京都大学国際融合創造センター創造部門）
	池内 健（鈴鹿医療科学大学医用工学部）
人工骨	小久保 正（中部大学生命健康科学部生命医科学科）

解　説　*は編集委員

福井康裕〔はじめに〕　巽 英介〔循環系人工臓器〕*　新里高弘〔代謝系人工臓器〕*
堀内 孝〔感覚系人工臓器〕*　岸田晶夫〔構造系人工臓器〕*　澤 芳樹〔あとがき〕*

資料提供

AMOジャパン株式会社
株式会社アドバンス
Abiomed社
International Center of Medical Technologies
神尾記念病院
株式会社キースマック
京セラ株式会社
Crystalens
株式会社ゲッツブラザーズ
サンメディカル技術研究所
裳華房
スミス・アンド・ネフュー株式会社
大信貿易株式会社
テルモ株式会社
東京慈恵会医科大学整形外科学講座
東洋紡績株式会社
日本コクレア
日本メディカルマテリアル株式会社
日本ライフライン株式会社
ニプロ株式会社
ノーベル・バイオケア・ジャパン株式会社
フクダ電子株式会社
HOYA株式会社
ボストン・サイエンティフィック ジャパン株式会社
瑞穂医科工業株式会社
株式会社メディコスヒラタ
株式会社メニコン

取材協力

筏 義人（奈良県立医科大学医学部住居医学講座）
福田淳二（筑波大学大学院数理物質科学研究科）
宮本啓一（三重大学大学院工学研究科分子素材工学専攻生体材料化学研究室）

編　集

佐久間章仁（はる書房）
利根川恵子
原島康晴（エディマン）
吉田葉子（イラストレーター）

引用・参考文献リスト

人工臓器	番号(頁)	引用・参考図書、ホームページなど
02 ペースメーカー	図1(p.15)	ICD(Implantable Cardioverter Defibrillator)の説明(日本ライフライン株式会社)
	図4(p.16)	ペースメーカーの説明〜安心して生活をおくっていただくために〜(日本ライフライン株式会社)
03 人工心臓	図2-1(p.19)	東京女子医科大学医用工学研究施設編「人工心臓」『Newtonムック 21世紀を切り開く先端医療』(ニュートンプレス)[改変]
04 人工肺	図3(p.24)	筏義人「救命のつわもの——人工肺」『人工臓器物語』(裳華房)[改変]
05 人工血管	図3(p.27)	埼玉医科大学ホームページ http://www.saitama-med.ac.jp/hospital/division_info/14_treatment7.html
07 人工腎臓	図2(p.37)	テルモ CAPDホームページ http://www.terumo.co.jp/capd/Kidney/page01.html [改変]
08 人工肝臓	図6(p.43)	メディカホームページ http://www16.ocn.ne.jp/~medica/gallery/g/gallery1/g137.html
10 眼内レンズ	図1(p.51)	筏義人「簡単そうで難しい——人工角膜」『人工臓器物語』(裳華房)[改変]
	図5-3, 4(p.52)	The crystalensカタログ "Accommodating Lens〜See Near, Far and Everything in Between"
11 人工視覚・網膜	図1(p.55)	伊福部達監修/鈴木康夫著『立体映像の人体影響を探る』(エム・アール・システム研究所)
	図2(p.55)	同 上
	図5(p.56)	『ナノ・バイオエレクトロニクスに関する国際ワークショップ論文集』(ソウル大学)
	図6(p.56)	伊福部達監修/鈴木康夫著『立体映像の人体影響を探る』(エム・アール・システム研究所)
12 人工内耳・中耳	図2(p.59)	暁清文編「5章中耳の疾患」『新図説 耳鼻咽喉科・頭頸部外科講座 第2巻〈中耳・外耳〉』(メジカルビュー社)
13 人工神経	図1(p.63)	大西晃生・納光弘・岡崎春雄共訳『臨床神経学の基礎』(メディカル・サイエンス・インターナショナル)[改変]
	図2(p.63)	日本人工臓器学会『人工臓器 27巻5号』
15 人工歯根	図3-1(p.74)	筏義人「歴史のもっとも長い——人工歯」『人工臓器物語』(裳華房)[改変]
	図4(p.74)	筏義人「苦労の連続——人工歯根(歯科インプラント)」『人工臓器物語』(裳華房)[改変]
17 人工骨	図5(p.82)	J.B.Park and R.S.Lakes, in "Biomaterials An Introduction, Second Edition," Plenum Press.
	図6(p.83)	須田立雄・小澤英浩・高橋栄明『骨の科学』(医歯薬出版)
	図7(p.83)	腸骨スペーンサー・骨補填剤 CERABONE® A-Wカタログ(日本電気硝子)[改変]

あとがき～人工臓器にみる未来、夢、そして希望～

　私が医師になったころは、手術成績が非常によくなった今と違って、心臓血管外科はまだまだずいぶん未開拓な領域だったといえます。しかし、それだけに新鮮で、自分たちも開拓者だというイメージがありました。

　心臓血管外科で使われる人工臓器に関しても、自分たちの創意工夫や研究がすぐに臨床に応用され効果を発揮してくれる時代であったわけです。したがって、今のように安全かつ高性能な医療機器に取り囲まれている状況では実感しえないような、臨床現場に直結した研究開発はとてもエキサイテイングなものでした。

　その後、私は補助人工心臓の臨床応用に携わるようになり、今では補助人工心臓や心臓移植とはまたちがった新しい治療法の研究にも取り組んでいます。これは、遺伝子や細胞・組織工学（Tissue engineering）を使った"再生治療"によって命の源である心臓をよみがえらせようという研究です。

　心臓（心筋細胞の再生）をはじめとし、現在では皮膚や角膜、骨などの組織を自己の細胞を使って再生することが可能です。これらはまさに、「柔らかい人工臓器」「人にやさしい人工臓器」と言っていいものであります。そのために、人工臓器の中でも新しい、または融合的な領域である遺伝子工学や細胞工学、そして組織工学がキーとして重要な役割を果たしています。

　ともするとこれまでの人工臓器は硬い金属製のイメージが強く、また必ずしも人にやさしいわけではありませんでした。しかし、これからの「柔らかい人工臓器」「人にやさしい人工臓器」にとって、QOL向上、低浸襲性、生体適合性などは、その目指すところの開発のキーワードになるにちがいありません。

　このように新しい知見や概念との融合を柔軟に図ることで、人工臓器にも新たな道がこれからも限りなく広がっていくでしょう。

　この本のひとつの目的は、これまで人工臓器に携わってきた多くの研究者や医師がいかに人工臓器の研究開発や実用化に取り組んできたか、その一端を知ってもらうことにありました。

　さらには、この本の読者の中から、将来人工臓器の研究や医療に携わることを夢み、あるいは目指そうという方が1人でも多く育ってくるのを願っています。

　最後になりましたが、執筆いただきました先生方、資料をご提供いただいた皆さまに感謝いたします。

日本人工臓器学会編集委員長　澤　芳樹

日本人工臓器学会

日本人工臓器学会（Japanese Society for Artificial Organs）は人工臓器の研究・開発を行ない、臓器不全の患者さんに対する治療を通じて、医療に貢献することを目的にしています。1962（昭和37）年に設立され、現在の会員数は3,800名を数えます。

〒162–0802
東京都新宿区改代町26–1–B03
有限責任中間法人 学会支援機構内
Eメール＝ jsao@asas.or.jp
URL ＝ http://www.jsao.org/

人工臓器イラストレイティッド

日本人工臓器学会 編集

2007年 11月5日 初版第1刷発行

発行所 株式会社 はる書房
〒101–0051 東京都千代田区神田神保町1–44 駿河台ビル
TEL.03-3293-8549 FAX.03-3293-8558
郵便振替 00110-6-33327

組版／エディマン
印刷・製本／早良印刷
カバーデザイン・イラストレーション／吉田葉子

©Nihon Jinkou-Zouki Gakkai, Printed in Japan 2007
ISBN978-4-89984-080-0 C0047